真健康

HEALTH

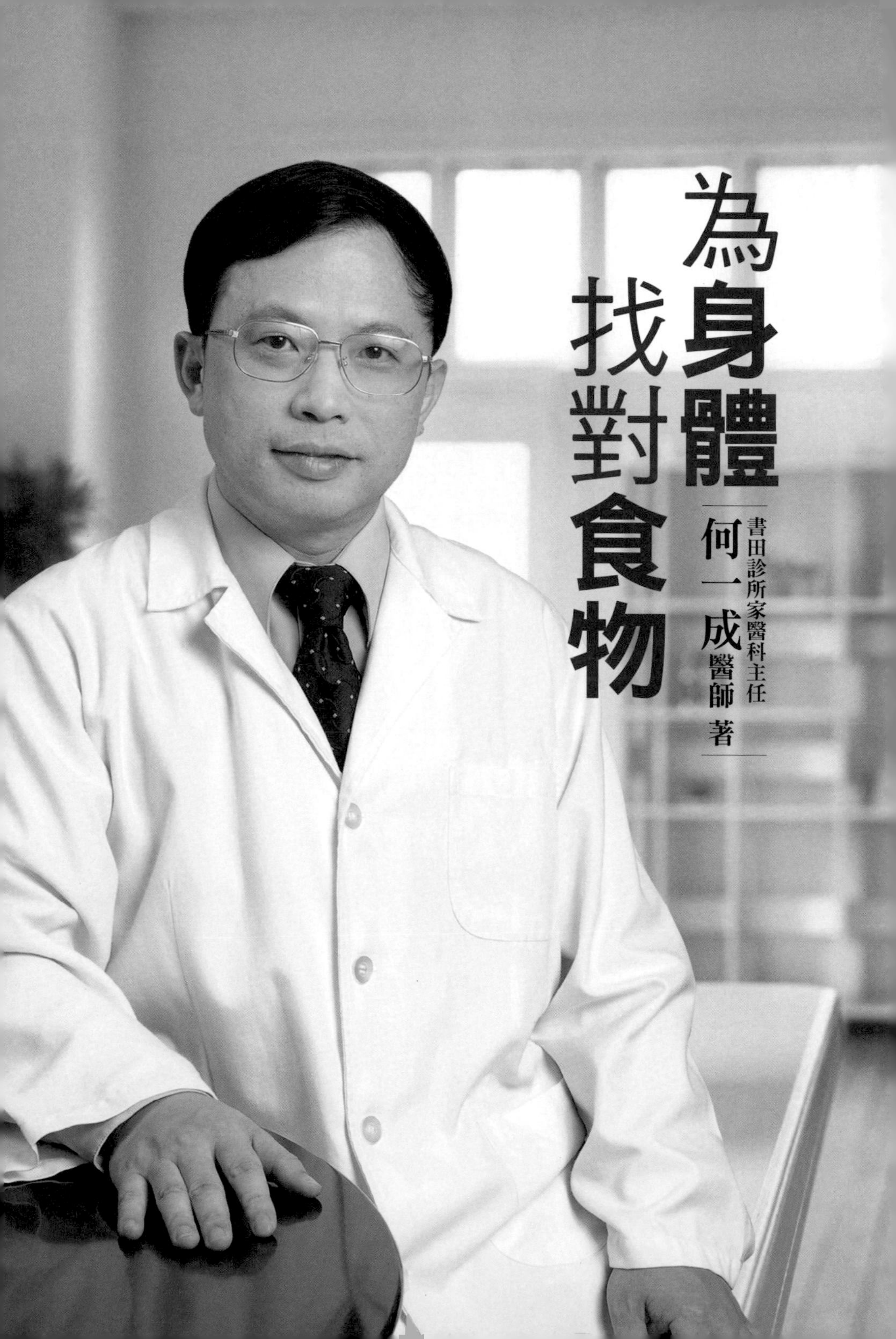

為身體找對食物

書田診所家醫科主任
何一成醫師 著

【推薦序】

如何為身體找對有益的食物？

書田診所院長／陳明村

何醫師是我們診所家醫科醫師，來本院工作已經將近九年了，平時看門診細心而專業，很受病患信賴，常接受電視、報紙的訪問，善盡傳播正確健康知識的社會責任。何醫師除了家庭醫學外，也常研究食物的營養與功能，這本書是他結合了臨床醫學經驗與食物營養素的知識所完成的。

如他所說：食物對身體的健康是很重要的，其中有些成分可以供應身體的能量，有些成分能夠構成骨骼、細胞膜、各種器官，可以說各種營養素都有其重要的角色，人的身體必須攝取各方面均衡營養，才能維持健康；但是每一個人的體質不同，所以需要的食物會有所不同，例如有的人血脂肪太高，有的人太低，有的人缺乏鐵質，有的人鐵質卻太多……另外，不同的器官也有它們特殊所需的營養成分。

坊間許多關於食物的說法雖然有些是正確的，有些卻是錯誤的；有許多疾病的症狀可能類似，但是原因大不相同、治療照護的方式也不相同，如果只憑片面知識判斷就盲目採取行動，常會適得其反，所以何醫師寫了這本書由醫學原理提出如何正確地選擇食物。

本書第一章指出許多疾病都可能傷害腦力；另外，像是營養不良、飲食的方法不對也會降低腦部的功能。所以，若想要強化腦部機能平常應該注意飲食：除了多吃可以補腦的食物，也應該避開會傷害腦部功能的食物。第二章提到許多心血管疾病都和飲食脫離不了關係，而且透過飲食是可以改善的。第三章提出胃脹氣、胃發炎、胃潰瘍、十二指腸潰瘍……不同問題都需要對症治療與注意飲食才能真正獲得改善。第四章指出保肝護膽的飲食方式。第五章指出護腎首重避免從飲食中攝取到傷腎的毒素如鉛、發霉食物的赭麴毒素、使用過量止痛藥與不明成分偏方等等。第六章指出各種食物透過不同營養素改善骨骼關節的功能。第七章談論到青春痘、掉頭髮、皮膚粗糙、乾燥、皺紋、水腫等問題，除了適當的運動、充足的睡眠外，日常的飲食也很重要。第八章指出不同的食物不僅熱量不同，其中的營養素對身材也會有不同的影響，要減肥，除了控制飲食的熱量之外，食物的種類與食用方法也是很重要的。

這本書中何醫師根據他長期從事臨床醫學、研究飲食治療等心得撰寫而成，希望能提供讀者容易執行、有用，而且正確的飲食觀念與方法，作為日常生活預防疾病與增進健康參考，倘若已經有心血管、肝膽、腸胃……等慢性病的讀者，也可以輔佐臨床醫學上的治療。他希望透過這本書提及一個正確的觀念，那就是：沒有對身體特別好的食物、也沒有對身體特別不好的食物，每個人都應該隨時掌握自己的身體狀態，適當地攝取身體所需的飲食，才能夠真正遠離疾病，享受健康幸福的生活。

【推薦序】

聰明吃，身心更健康！

中國時報醫藥版主編／張翠芬

多喝牛奶可以預防骨質疏鬆症，吃木耳可以降血壓，多喝茶可以防癌，快感冒了要多補充維他命C……現代人很重視健康，在媒體大力傳播或親友口耳相傳介紹，每個人都有一些保健方法，許多商品只要能扯上「養生」、「保健」，就會大賣。

可是，到底該怎麼吃？如何為自己選擇最適合的食物？一般人多半只能人云亦云，甚至常被各種所謂的保健知識搞得一頭霧水，如果錯用或被誤導，還可能吃出一身病！

光是補充維他命和各種保健食品，就是一門大學問。過去，不少科學研究和營養專家，都一再強調須「適度」補充維他命來維持健康。可是近幾年，國外又有大型研究發現，補充綜合維他命或A、C、E「多吃無益」，甚至還有害！例如維他命C吃多了可能會導致結石，β胡蘿蔔素甚至還會增加癌症的機率。

我本身是醫藥記者，有機會接觸到各種健康資訊，也常被這些醫藥新知弄得無所適從。到底該不該吃？怎麼吃？該攝取哪些食物營養素最健康？相信讀者看了何醫師的這本書，將會豁然開朗。

例如，喝咖啡也有訣竅。何醫師在書中指出，適量喝咖啡，對於空腹、飯後兩小時的血糖狀況會有改善效果。每當我為了新聞忙碌不堪，又極度疲憊時，經常需要喝一杯咖啡提神，一天甚至要喝上好幾杯，看了何醫師的書，現在總算知道，喝咖啡只要掌握份量，就能恰到好處。

何一成醫師博學多聞，就像一本活的醫學百科全書，每次碰到採訪上的疑難雜症，他都能為大家解惑。進一步認識何醫師更發現，這位醫師真的很不簡單，他不但修習現代西醫學，對傳統醫學，包括生草藥學、藥用植物都有深入研究。更難能可貴的是，他還不斷吸收國際醫學新知，懂得把健康的知識落實在生活中，平日注重飲食保健，也擅長利用時間運動，生活雖然忙碌，卻過得很有品質。

此次何醫師以淺顯易懂的文字，教導大家了解哪些食物對自己有幫助，想要頭好壯壯，應避免哪些危險因子，選擇哪些食物才能變聰明？想保有健康窕窈，該如何慎選合適的減肥方法與食物？如何延緩老化、永保青春？書中提供多種簡單易行的飲食觀念和食譜，輕輕鬆鬆讓你健康上手！

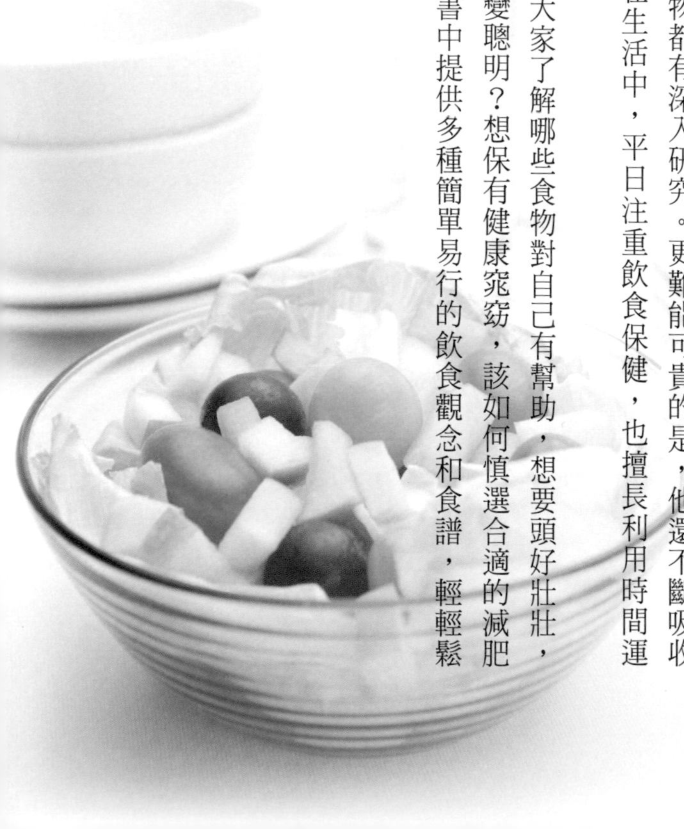

目錄

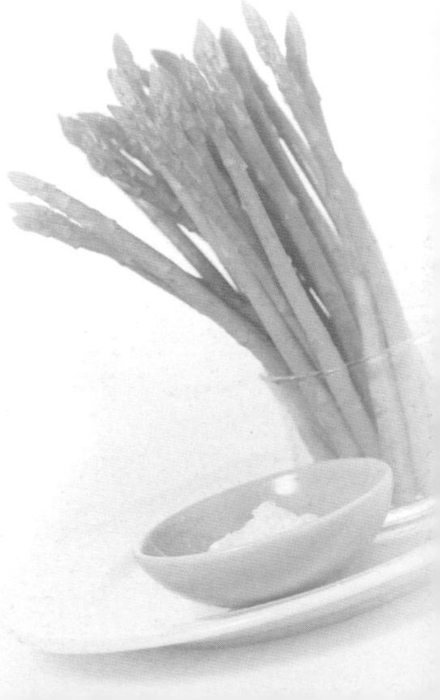

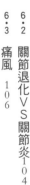

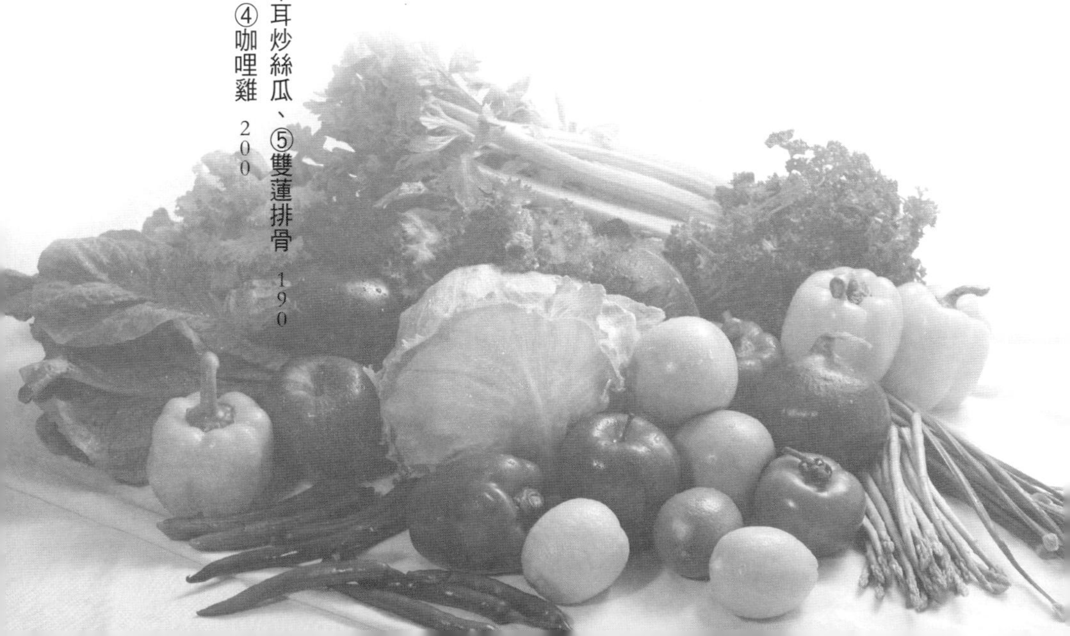

前言▼對的食物就是最好的營養補給品

前一陣子，某位知名歌手代言的雞精廣告，在各大電視台強力放送，強調雞精的營養能補充身體能量、提高學習力，相信許多家長看了廣告之後不免心動。為了讓孩子「不要輸在起跑點上」，希望自己孩子的大腦更聰明、功課進步，許多家長常不惜血本買下營養補給品；而現代人因為工作生活壓力大、飲食不正常，也常會服用一些市售的營養補給品，目的同樣是希望能達到快速補充能量和調整體質的結果。

但是，有個問題不知道大家是否注意到，那就是：到底市面上那些琳琅滿目的營養補給品真的對身體有益嗎？或者我們應該問自己一個更基本的問題：在日常生活中，我們是否認識自己的身體器官需求，吃下「對」的食物呢？我們是否了解，各種我們習以為常的日常飲食應該要如何吃，才能真正為健康加分？

食物對身體健康是很重要的，其中有些成分可以供應身體的能量，有些成分能夠構成骨骼、細胞膜、各種器官，可以說各種營養素都有其重要的角色，人的身體必須攝取各方面均衡營養，才能維持健康；但是每一個人的體質不同，所以需要的食物會有所不同，例如有的人血脂肪太高，有的人太低，有的人缺乏鐵質，有的人鐵質卻太多……另外，不同的器官也有它們特殊所需的營養成分。

許多人對於營養素的看法太極端，知道維他命C、維他命B群對身體好，就拚命吞維他命丸；聽說番茄中的茄紅素有抗氧化功效，就拚命喝番茄汁……坊間許多關於食物的說法雖然有些是正確的，有些卻是錯誤的；有許多疾病的症狀可能類似，但是原因大不相同、治療照護的方式也大不相同，如果只憑片面知識判斷就盲目採取行動，常會適得其反。要知道，倘若身體不健康，再貴的營養補給品也很難吸收，因此，我們對於每天都要攝取、賴以維生的食物需更加留意，以避免有毒的食物在我們身體裡日積月累造成傷害。

在我的門診中，特別強調「醫食同源」的觀念，希望患者能藉由攝取正確的食物來改善疾病，找回健康。

這本書根據我長期從事臨床醫學、研究飲食治療等心得撰寫而成，希望能提供讀者容易執行、有用，而且正確的飲食觀念與方法，作為日常生活預防疾病與增進健康參考，倘若已經有心血管、肝膽、腸胃……等慢性病的讀者，也可以輔佐臨床醫學上的治療。我希望透過這本書告訴讀者一個正確的觀念，那就是：沒有對身體特別好的食物、也沒有對身體特別不好的食物，每個人都應該隨時掌握自己的身體狀態，適當地攝取身體所需的飲食，才能夠真正遠離疾病，享受健康幸福的生活。

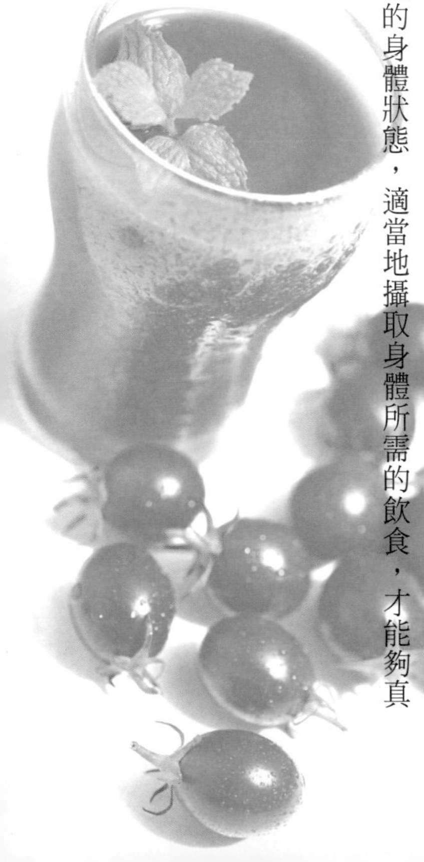

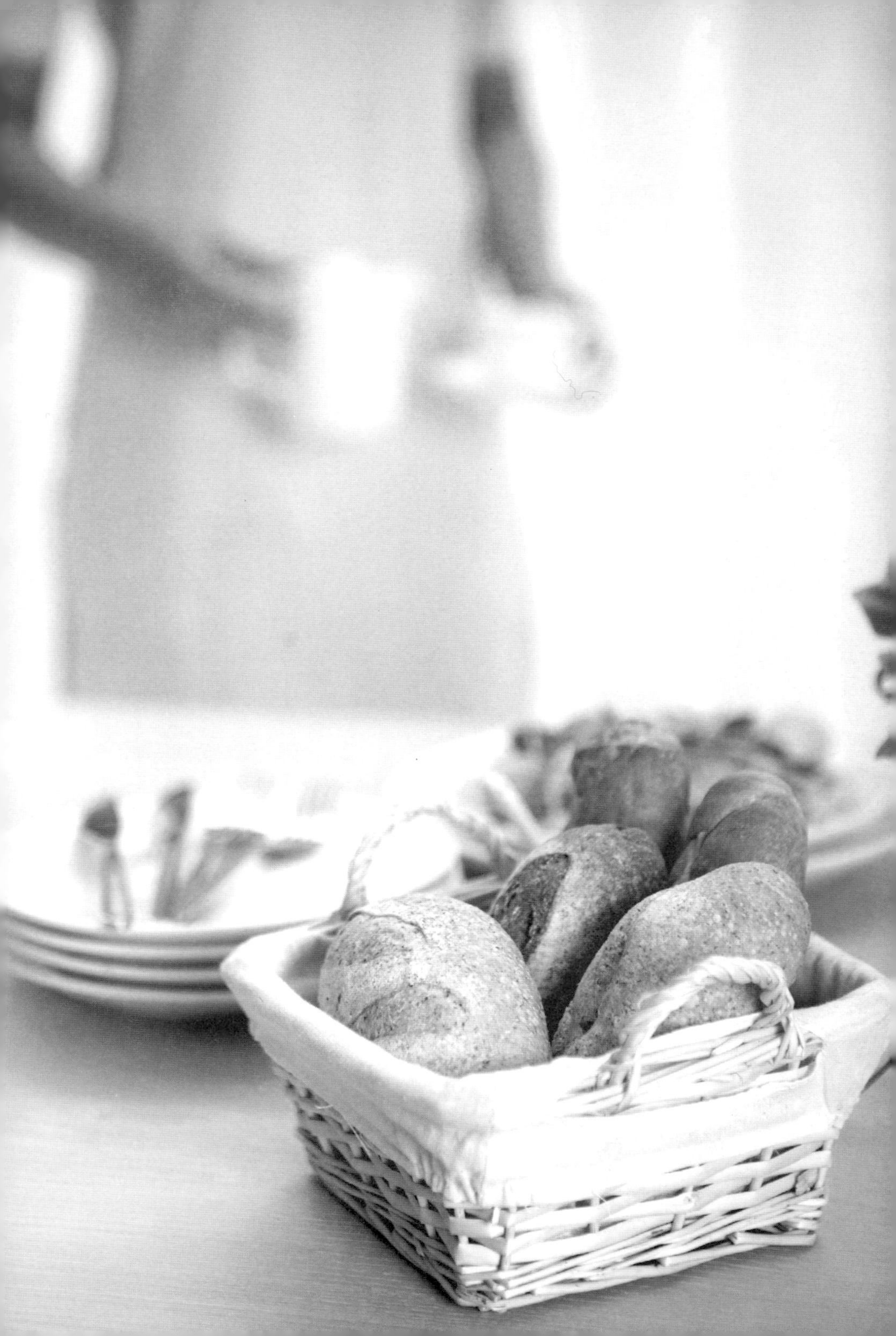

第1章

「窕」戰好身材，遠離肥胖更健康！

近年來減肥產品賣得火熱，減肥和美容一樣，似乎也成為「全民運動」。

即使不是以美麗為出發點，維持適度的體重對身體健康絕對是有好處的。肥胖會導致許多嚴重的問題，像是糖尿病、高血壓、乳癌、前列腺癌、大腸癌、膽結石等都與肥胖有關。有研究指出，只要降低百分之五的體重，就可以明顯地減少罹患心臟病、腦中風的機會，執行起來並不是很困難。尤其如果肥胖原因是來自家族基因遺傳，更需經常注意運動及飲食控制，不踩進肥胖紅色警戒區，病痛自然就會遠離你。

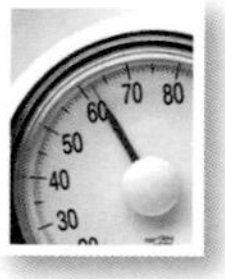

1-1 代謝症候群

從醫療的角度來看，代謝症候群並不是一種特定的「病」，而是一種病前狀態，近來媒體報導不斷提醒患有代謝症候群的人要多加注意改善，這是因為代謝症候群中的危險因子與台灣十大死因榜中腦血管疾病、心臟病、糖尿病、高血壓性疾病有密切關係。

尤其代謝症候群容易出現在肥胖者的身上，導致罹患心血管疾病的機會增加。要知道自己是否有代謝症候群，可以檢測下面五個數據：

腰圍：男性≧90公分；女性≧80公分。
血壓：收縮壓≧130mmHg；舒張壓≧85mmHg。
八小時不吃東西後的血糖濃度≧100mg/dl。
三酸甘油脂值≧150mg/dl。
高密度脂蛋白膽固醇：男性小於40mg/dl；女性小於50mg/dl。

量腰圍時，受測者採站姿，雙腳間距離與兩肩距離要相同，測量點在最下一根肋骨下緣和骨盆前上凸起的連線中點，經過身體左右這

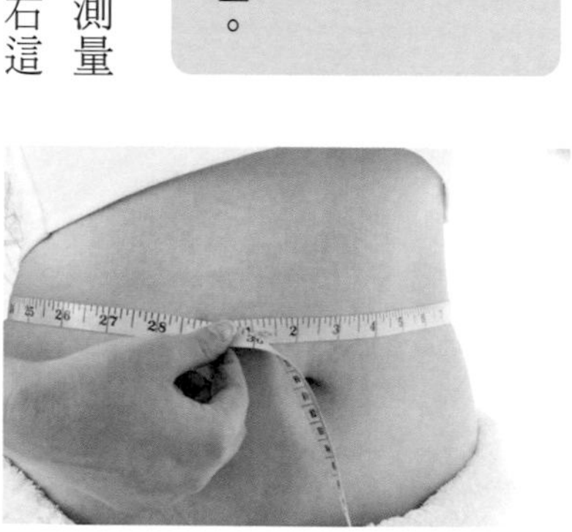

兩點，繞肚子一圈就是腰圍。

▼你是哪種肥胖？

脂肪囤積的方式有兩種：下半身肥胖是屬於「皮下脂肪型」肥胖，脂肪大部分囤積在臀部、大腿的皮膚下。肚子凸起的則是「內臟脂肪型」肥胖，這個時候脂肪是囤積在腸胃等內臟器官之間。其中，囤積在內臟周圍的脂肪比較容易對身體產生不良的影響，這些內臟脂肪會產生一些物質，例如腫瘤壞死因子容易引起糖尿病、血脂肪異常，而血管加壓素會升高血壓，血漿素原活化抑制劑使血栓容易形成，提高心肌梗塞及腦栓塞的機會。

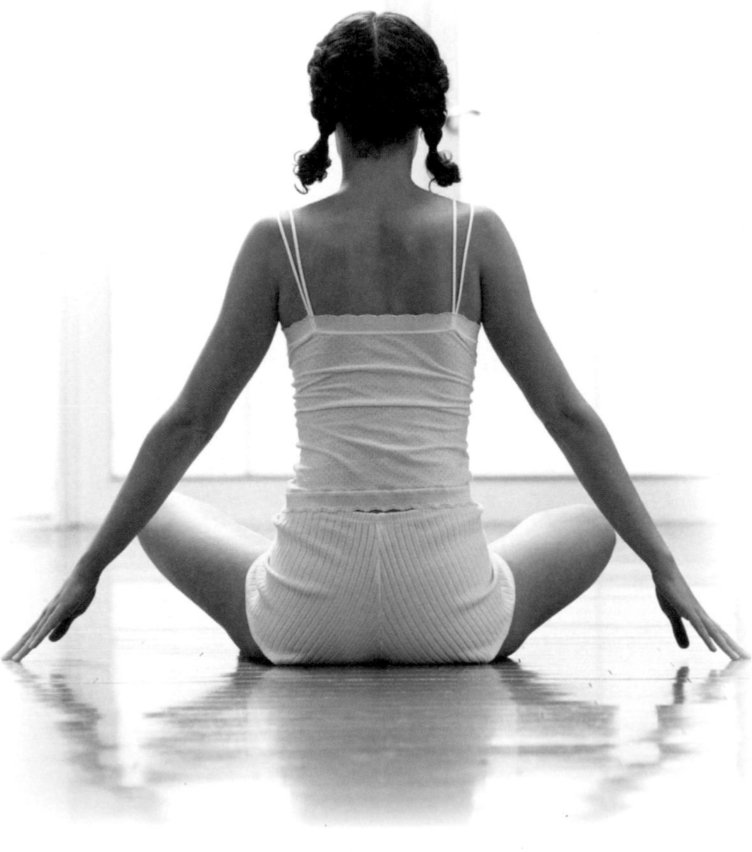

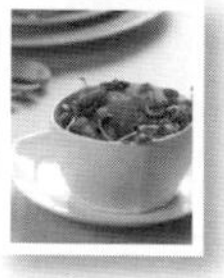

1-2 疾病性肥胖

有些人的肥胖並非飲食過量，而是生病引起，如果你發現自己的體重突然異常增加，可能是由於一些疾病所造成的，這個時候不要急著減肥，應該先就醫檢查，針對根本的疾病接受治療才能控制住體重。以下列舉四種會造成身體肥胖現象的疾病：

1〉紅斑性狼瘡

我曾在門診遇到一位二十多歲的女性病患，她的體重一個月內增加了將近五公斤，用了許多方法自行減肥，效果都不好，而且還出現了其他的症狀，經過檢查後才發現原來是紅斑性狼瘡所引起的。紅斑性狼瘡發生的機率大約有千分之一，它會使得身體產生抗體破壞自體的組織，症狀變化多端；如果罹患了這種病，百分之八十的病患關節會腫痛，百分之七十五會影響腎臟功能，造成眼皮和小腿水腫，百分之三十的病患會有兩臉頰皮膚發紅的症狀，掉髮量也可能增加。

2〉肝硬化

B型肝炎帶原、酒精性肝炎、脂肪肝等問題，所造成的肝硬化也可能導致體重迅速增加。這是因為肝如果硬化，會使得腹腔血液難以通過肝臟，於是血管內的壓力增加造成肚子裡積水。平常即使是很胖的人肚臍應該也是凹陷的，如果發現肚臍往外凸起，可能就是肚子裡有積水的現象。

3 腎臟疾病

腎臟疾病也會造成體重迅速增加。我的門診中有一位三十多歲的男性病患，他在三個月左右的時間內，體重增加了六公斤；奇怪的是，他平常並沒有大吃大喝，也保持每天運動的習慣，但是體重仍然持續增加，腳部也開始出現水腫的現象，經過血液檢查發現，他的腎功能已經嚴重受損。

4 甲狀腺功能過低

甲狀腺功能過低，身體代謝會變慢而導致體重增加。除了體重增加之外，甲狀腺功能過低還會出現情緒低落、眼皮腫、小腿腫、頭髮粗糙等症狀。

如果肥胖的原因是因為甲狀腺功能過低，可以透過甲狀腺素治療改善病情，體重也會因為病情控制得當而回復正常。

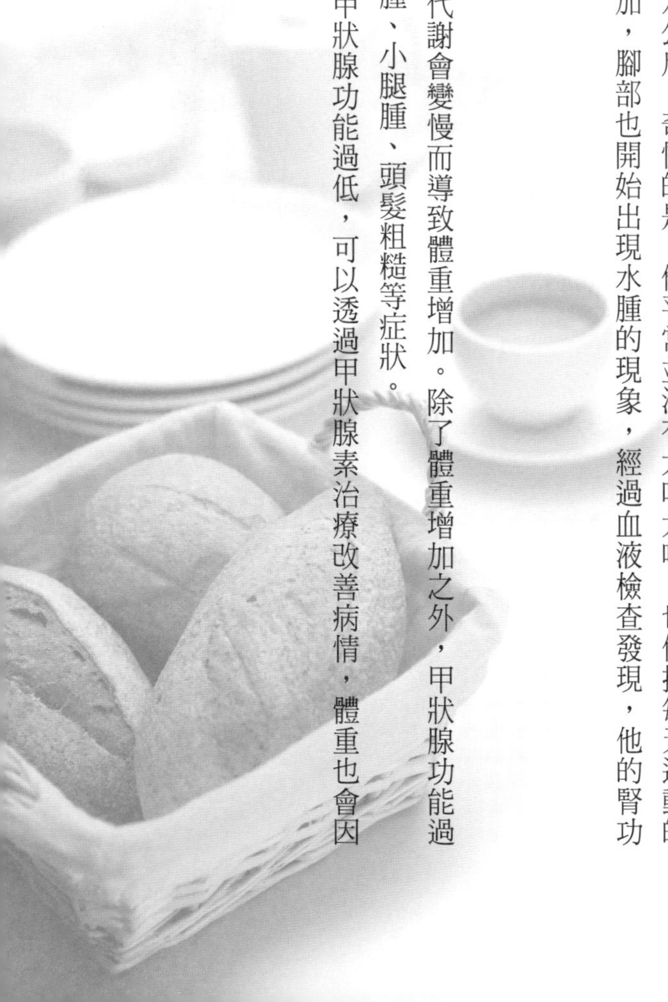

BMI值顯示標準，就不算肥胖嗎？

BMI（身體質量指數）是目前最方便衡量是否肥胖的計算標準，方法是：體重（Kg）除以身高（m）平方。

所獲得的數值依照男女與年紀，看看是否超過標準。不過因為BMI只能知道體重是否超重，卻無法測量體脂肪是否過多；因此有些看起來很瘦的人，其實體脂肪卻偏高，我們稱這類型的人為「隱形肥胖」，如果你屬於這類型的人，還是要小心肥胖的問題。

▼找出自己能辦到的減重法

想要減肥成功，秘訣就是找到適合自己的減肥法。與其勉強自己胡亂減肥，還不如找出能夠持之以恆執行的方法，才不會三天打魚兩天曬網，甚至還會變得更胖。

我在減肥門診中曾經診療過一位三十多歲的小姐，她的體重超重十公斤，腰圍九十公分，可以看得出有小腹，體脂肪率為百分之三十三（女性正常值為百分之十八到二十八），她希望自己有更好的體態，於是下定決心控制飲食。

我們後來研究出一些可行的方法，本來很愛甜食的她，並沒有完全戒掉甜食，而是把蛋糕、餅乾切碎，一點一點舔著吃，專心品嚐美食滋味，再逐漸減少食用的次數與量，果然不久就達到她的瘦身目標。

如果她一開始就嚴格執行停止甜食的話，可能就無法持續下去了，因為她了解自己什麼做得到、什麼做不到，才能選擇最適合自己的減肥方法。

太快速的減重容易復胖，減重的速度應該是以每個月一到兩公斤為目標進行。有些人覺得這樣的速度太慢，但是有執行計畫的人，六個月後至少瘦了六公斤，而嫌少不做的人卻往往增胖了六公斤，這一增一減相較之下，是不是差距非常大呢？

▼不容易做到的單一減肥法

1〉只靠運動減肥法

光靠運動想要達成減肥目標，並不是很容易的事。在體力限制之下，每天靠運動消耗的熱量有限；而且靠運動消耗掉的熱量也沒有一般人所想像得那麼多。

舉例來說，走路一小時還消耗不到一小碗飯的熱量，而想要靠運動減掉一公斤體脂肪的話，就得消耗七千七百大卡的熱量，這相當於每天走路三小時，十四天才能達成的目標，所以如果不控制飲食，只想靠運動減肥，可得先衡量自己是否能付出這麼高的體力。

2〉只吃水果減肥法

有些人想用水果來減肥，其實是很難成功的。水果當中的纖維含量雖然很多，但是果糖、葡萄糖的含量也不少，它們會使血糖迅速升高又迅速下降，這麼一來會讓人很快感到飢餓，而開始找東西吃。除此之外，也要注意，果糖、葡萄糖是會轉變成內臟脂肪的，所以吃水果還是不宜過量。

有一位四十歲的先生，他每餐都小心翼翼地控制飲食熱量，還是瘦不下來，於是我請他列出每日飲食清單，為他計算了一下全天攝取的熱量，結果居然高達三千大卡，已經超過每天建議攝取的熱量將近一千大卡。後來我進一步探究原因，才知道原來他在餐後都吃大量水果，不知不覺中攝取了過多的熱量。

在此有必要再度提醒大家注意一下水果的熱量。熱量較高的水果（每一百公克為單位）：

熱量較高的水果

種類	熱量
香蕉	85大卡
櫻桃	70大卡
龍眼	70大卡
柿子	60大卡

熱量較低的水果

種類	熱量
草莓	35大卡
西瓜	35大卡
蓮霧	25大卡
番茄	15大卡

3 只吃零食或不吃澱粉法

用零食取代主食也不是減肥的好方法。很多人以為這和零食的高油高熱量有關，其實不盡然。和主食相比，一般零食由於纖維較少、含糖較多，所以吸收較快，在吃了零食之後

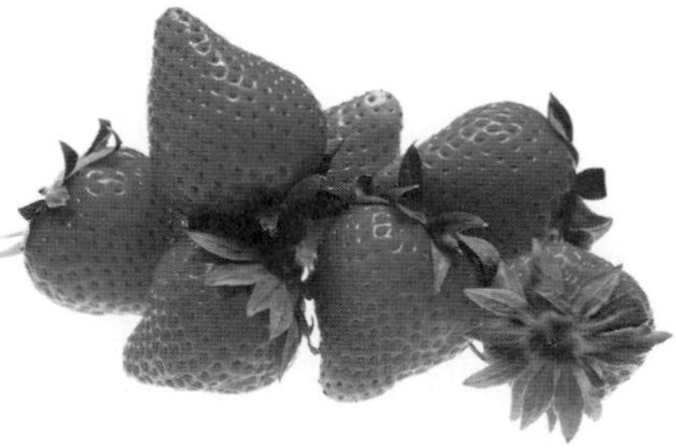

血糖先是明顯上升，當身體將血糖轉化為脂肪後，血糖又迅速下降，於是馬上就會感到肚子餓，又想吃更多的東西，反而容易發胖。

而有些人則會採用較極端的「不吃澱粉減重法」，減少主食（穀類、澱粉等）的攝取，希望在短期內可以看出效果。可是缺乏主食會使血糖不穩定，當血糖降低的時候會發生控制不住地想吃東西的慾望，而且會出現肌肉無力、頭暈等症狀，常因此而無法持續下去；最可怕的是，採用這種減肥方式後一旦復胖的話，內臟脂肪會比以前囤積得更多！

4 只吃肉類減肥法

我曾經診治過一位二十五歲的小姐，她採取了只吃肉類的錯誤減肥法，這樣經過一個星期，雖然瘦了一公斤，但她卻感覺身體很痠痛，而且非常疲倦。這是因為她的飲食中缺乏了供應身體能量的醣類食物。

另一位三十五歲的先生，結果就更不幸了，他為了減肥也採取了只吃肉類的減肥法，一個月後發生了心肌梗塞。

醣類是身體能量的主要來源，每公克的醣類可產生四大卡的能量，以醣類做能源比較適合身體的系統。充分地攝取醣類，可以使得體內蛋白質免於被消耗而執行更重要的功能。

食物中的醣類包括大分子的澱粉、纖維素、肝醣，中分子的寡糖，及小分子具強烈甜味的單糖或雙糖，單糖有葡萄糖、果糖、半乳糖，雙糖有麥芽糖、蔗糖、乳糖等。穀類、豆類、馬鈴薯、山藥、甘薯都含有多量的纖維素與澱粉，肉類則含有少量的肝醣，澱粉與肝醣是由葡萄糖所組成，可以經由腸胃道分解吸收。

每人每天攝取的醣類應佔總熱量的百分之五十五到百分之六十，醣類若少於百分之十則會導致酮酸中毒。最好的醣類來源應該以不甜的澱粉食品為主，需佔總醣類的百分之九十以上，也就是說甜的果糖、蔗糖、葡萄糖不可超過總量的百分之十，否則會容易造成蛀牙、肥胖、糖尿病等問題。

▼用食物減肥比較安全

我們已經從很多報章雜誌上讀到，許多藥物減肥造成的可怕後遺症。任何藥物原本就會對身體產生一些不良的影響，用藥可以說是治療疾病最後不得不採取的終極手段，如果為了減肥的目的輕易嘗試各種來路不明的藥物，這是相當不好的。

其實許多日常食物對於減輕體重就有幫助。人類使用過相當長的一段時間沒有明顯問題的才可稱為「食物」，因此以食物減肥較少有毒性的問題。這些對減肥有益的食物有些是由於高纖維低熱量而產生效果，有些則含有特別的成分，像是甲殼素，它難以被腸道所吸收，而且會抓住脂肪由糞便排出，對減肥有一些幫助。

柑橘類的果皮，在傳統醫學中主要用來健胃，最近有研究發現它有抑制食慾的作用，果囊間纖維絲的成分有增進體內脂肪分解的效果，也有些減肥的功能。

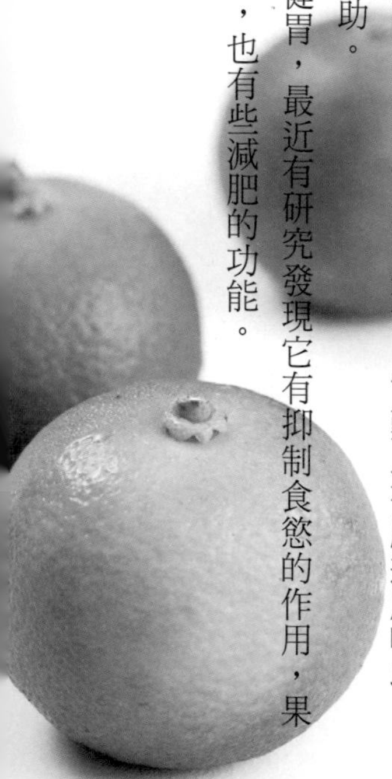

切勿吃來路不明的草藥減肥

不常見的草藥常隱藏著未知的危險，以前有民眾生吃減肥菜（正式的名稱為守宮木），希望能減輕體重，起初有些人覺得有些效果，於是推薦給朋友吃，結果許多人吃了發生呼吸困難的症狀，到醫院檢查後發現已經造成了不可能恢復的細支氣管阻塞，病情嚴重的需要換肺才能維持生命。

▼選擇低GI食物，減低脂肪轉換速度

升糖指數（GI，Glycemic Index）是表示食物所造成血糖上升的程度，GI的觀念適用於富含醣類的食品，肉類、魚、蛋、蔬菜所含的醣類較少，並不適用。

食物中的糖分如果被吸收得愈快，愈會刺激胰島素的分泌，導致血糖上升又迅速下降，血糖下降則導致飢餓感覺，又會想吃更多的東西，因此很容易變胖。但是，甜的食物升糖指數不一定較高，如白麵包的升糖指數就比蔗糖還高。

低GI食物能減低脂肪轉換速度，有的醣類容易變成內臟脂肪，有的不容易變成內臟脂肪，其中的差別原因之一就是升糖指數。

升糖指數高的食物可搭配蔬菜、脂肪食用，這樣可以使糖分較慢被吸收，如巧克力含有許多脂肪，它的升糖指數比純糖或馬鈴薯低，就是這個道理。

要減少內臟脂肪，選擇低GI食品是很重要的，例如吃糙米來取代白米、全麥代替白麵、番薯取代馬鈴薯等，精製度較低的食品的GI值有較低的傾向，植物本身的種類也有影響。

不過，由於低GI食品使血糖上升較少，有時候它的飽足感比高GI食品低，可能因此吃得更多，這一點應該特別注意，要多花些時間咀嚼、品嚐食物的味道，才可以改善這樣的問題。相反地，即使是高GI食品，如果將每次吃的分量減少，也不會有太大的影響。

▼飽和與不飽和脂肪比例，1：2最完美

植物油如大豆油、麻油、玉米油、橄欖油等含有必需脂肪酸，人體無法自行合成，需要由飲食補充，如果攝取量不足，皮膚就會變得粗糙，頭髮也會失去光澤容易掉落。

魚油裡的脂肪酸ＥＰＡ或ＤＨＡ，可使體脂肪不易囤積，含脂肪比較多的是鮪魚、鯖魚、旗魚、沙丁魚、秋刀魚等背部呈現青色的魚，脂肪比較少的有鯛魚、比目魚等。

如果攝取過多不飽和脂肪，反而會降低血液中的優質膽固醇，對心臟血管也不好，所以每天攝取的飽和脂肪與不飽和脂肪的比例最好是１：２。而且植物油或魚油含的熱量與飽和脂肪一樣高達到一公克九大卡，攝取過多，一樣會導致肥胖。

▼減少攝取飽和脂肪，遠離肥胖與心血管問題

食物中的脂肪可分成飽和脂肪與不飽和脂肪，牛、豬、羊肉、蛋、奶油含飽和脂肪相當多，而大豆油、菜籽油、橄欖油、葵花油、魚油則大部分是不飽和脂肪。雞、鴨等家禽介於兩者之間，雞胸肉的脂肪比起雞腿或雞翅低，吃雞腿時不妨把富含脂肪的雞皮拿掉一些，脂肪便降低許多。

攝取過多飽和脂肪不僅會造成肥胖，也會導致動脈硬化，增加心肌梗塞或腦中風的機率。但由於牛肉、豬肉、羊肉、雞、鴨、蛋富含身體所需的優良蛋白質及脂溶性維生素，還是應該適量地食用。想要避免攝取過多飽和脂肪，可以從料理方法上著手，例如將肥肉部分去除；少吃雞皮、鴨皮、羊皮、豬皮；選擇含少量植物油的沙拉調味醬；選擇麻油、橄欖油等香氣較濃的油，一樣可以品嚐到美味；用醋、檸檬、柑橘等來增加風味更可減少油脂的用量。

在烹調方式上，我們也建議少用油煎、炒、炸的方式，因為這樣會額外加上油脂，盡可能用煮、蒸、燒烤、微波的方法。如果處裡一些油炸品，要記得裹粉不要沾太多，因為麵粉會吸油，而且吃的時候可將含油的麵衣除去一部分，以減少油脂的攝取。有些肉品的瘦肉與肥肉分界比較明顯，可以直接把豬小腿的肥肉除去不吃；而像五花肉，它油脂就平均分佈於瘦肉內，而且每一百公克的五花肉大約含有脂質三十五公克，所以要特別控制它的食用量。

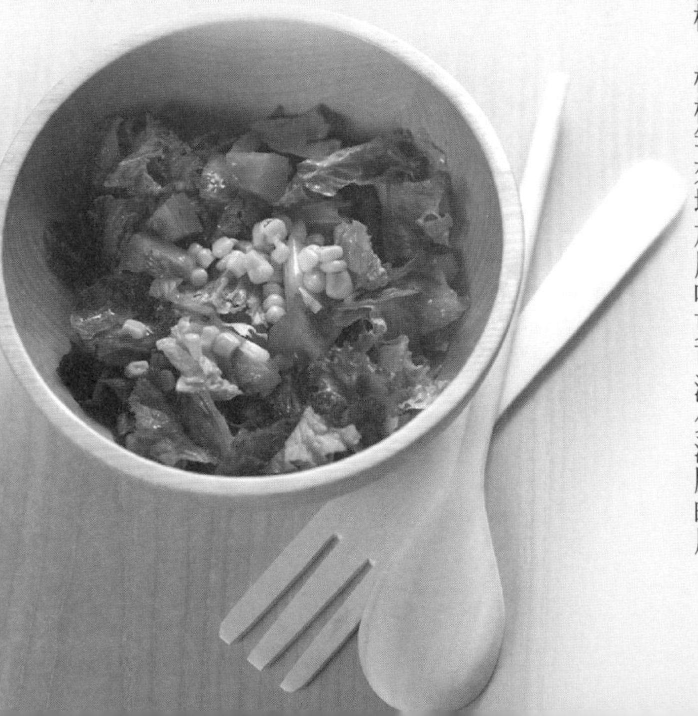

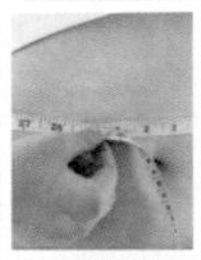

1-3 認識脂肪

脂肪具有保護作用，可作為內臟的襯墊以避免摩擦，包覆腦神經纖維使訊號不受外界的干擾，另外可使血管有適當的彈性。此外，脂肪還能應付長期的飢餓與寒冷（每公克脂肪可以產生九大卡能量，遠高於醣類的四大卡），當體內的醣類消耗殆盡時，儲存的脂肪就可以轉變成脂肪酸再產生能量，脂肪中的甘油也可轉變成葡萄糖產生能量。

脂肪使得食物比較好吃，在胃中停留的時間也較其他食物久，增加飽足感。脂肪還可以幫助腸道吸收脂溶性維生素及鐵質。

食物中的脂肪會先在口中由脂肪酵素初步消化，再到胃中繼續消化，進入腸道後由膽汁乳化及脂肪酵素分解，由小腸黏膜細胞吸收，再經乳糜胸管進入血液循環。

身體無法自行合成亞麻油酸、次亞麻油酸這些「必需脂肪酸」。

必需脂肪酸可協助生長及生殖器官發育、滋養皮膚及頭髮、幫助膽固醇代謝、避免血小板異常凝集，如果缺乏必需脂肪酸會造成生長遲緩、皮膚發紅脫皮、微血管脆弱易出血、傷口復原慢、容易發炎感染等問題；次亞麻油酸可轉變成ＤＨＡ及ＥＰＡ，維護視覺與嗅覺、增強記憶力。

不碰脂肪就不容易發胖嗎？

我的門診曾經有一位三十歲的小姐，她因為怕胖，一點油都不敢吃，結果皮膚變得很粗糙，還產生很多皮屑。

很多人都和她一樣有錯誤的觀念，看到脂肪就快閃，其實脂肪絕對不是壞東西，皮脂腺需要身體供應油脂才能分泌皮脂，使皮膚能保持適當的水分，來維持健康美麗。

▼藤黃果能抑制血糖轉換成脂肪

藤黃果原產於印度，是「果后」山竹的近親，也是咖哩粉的成分之一。藤黃果最近被廣為應用在減肥瘦身食品中，也有商家推出藤黃果糕餅、藤黃果優酪乳，就是因為它有可以抑制血糖轉變為脂肪的功用。

▼咖啡、茶飲對減肥的效果

1〉咖啡因

最近有廠商推出了一種新的飲料叫作瘦身咖啡，於是咖啡是否能幫助瘦身的話題，也再度被引起討論。茶葉、咖啡等飲料含有增加身體燃燒脂肪作用的咖啡因，但是你會發現，長期喝咖啡卻見不到明顯的減肥效果，這是因為咖啡因雖然能在短期間達到減肥效果，但身體在兩星期左右就會逐漸適應咖啡因，也就不再進行脂肪組織燃燒了。

2 兒茶素

相較於咖啡，茶就具有比較好的減肥功能，這是因為茶葉中除了含咖啡因之外，還含有兒茶素可以抑制腸道吸收脂肪，並且與其中的咖啡因協同作用燃燒脂肪。瑞士曾做過一項關於茶的研究，他們發現茶葉的完整萃取物，燃燒脂肪的作用比單純用咖啡因要強。

3 洛神花茶

酸酸甜甜的洛神花茶也有一些減肥的功能。有研究指出，洛神葵中含有抑制腸胃吸收醣類的物質。要注意的是，洛神花茶本身很酸，沒有加入大量的糖並不好喝，也因此市面上販售的洛神花茶加入大量糖分在其中，如果喝了太多這種加很多糖的洛神花茶，其中的糖分就反而容易導致發胖。

▼利尿劑及瀉藥無法真正減肥

有些食物或營養補充品中有利尿或輕度腹瀉的作用，會減少身體中的水分與鹽分，而短暫減低體重，但是卻無法減少身體上的脂肪，食用過多還會造成營養不均衡，特別是脂溶性的維生素難以吸收，並非可行的減肥方法。

▼沙拉醬、洋芋片隱形油脂多

有些食物中含許多油脂，卻看不見油滴下來，我們稱它們為「隱形油脂」，例如沙拉醬、洋芋片、餅乾、蛋糕、麵包、甜甜圈等，都含有許多的油脂在裡面。一百公克的洋芋片當中，大約有二十到三十公克是油脂；沙拉醬的主原料是油加上雞蛋，就連炸茄子、炸秋葵等蔬菜製品，雖然是蔬菜，但由於外面裹著麵粉油炸，含油量也相當可觀。

當我們有了這些基本概念之後，吃這些食物時就要特別注意，外食時不妨多花一分鐘，看清楚商品標示上記載的油脂含量。牛奶、優酪乳、起司等乳製品的口感比較不油膩，很容易讓人忽略其中所含的隱形油脂，而種子核果類也具豐富的「隱形油脂」，如芝麻、杏仁、核桃、腰果、花生等，豆製品中的納豆、豆皮、油豆腐等，要避免一不小心就攝取過量。

▼有技巧的吃點心，也可以不發胖！

點心和零食可口又迷人，尤其外型漂亮精緻的點心，讓人難逃誘惑，要怎麼吃才能減少熱量呢？挑選食物時，不妨以高纖維低熱量的美味蔬菜、水果、全穀製成的點心為優先，每次吃少量，然後慢慢地專心品嚐，就能在獲得口腹之慾的同時，不至於進食太多。而如果要喝果汁，不如改吃水果，水果中含有較多纖維，吃了有飽足感且較不易發胖。

吃零食之前不妨先做一些運動，以抵銷零食所帶來額外的熱量，看電視運動教學節目然後跟著做是一種方法；看電視時可邊踩固定式腳踏車或跑步機，規定自己運動十分鐘之後休息三十分鐘才可以吃零食，說不定就會打消了吃零食的念頭。

有許多研究指出，一些靜態的活動與肥胖有關。像是看電視入神時，只有用手機械式取食入口，沒注意到食物的滋味，可能不自覺就會多吃了；窩在沙發一動也不動的坐著，也會使能量消耗力降低。有項研究指出，增加運動量只能減重百分之五，而減少靜態活動卻可減重百分之十。因此，還是要提醒大家一個重要的減肥觀念：要減肥，就要經常動！

▼辣椒中的椒紅素可防止復胖

成年之後的脂肪細胞數量不容易變少，一般減肥法只是能把脂肪細胞由大變小，而沒辦法把數量變少，這也常是減肥者容易復胖的原因。

有項研究指出，紅辣椒中含有的辣椒素能讓脂肪細胞變小，還有減少脂肪細胞數量的獨特功能，對防止復胖有幫助。不過前面也提過，辣椒的過度刺激可能傷害我們的腸胃，就不可以大量吃。

▼減少甜食是減肥的必要途徑

醣類分兩種，全麥、糙米、白飯、麵包、番薯、芋頭、山藥的澱粉類，叫作「複合糖質」，它們需要花較長時間去消化，以其為主食，比較有飽足感，不容易餓。

而甜食、水果、果汁、含糖飲料等所含的蔗糖、葡萄糖、果糖類，叫作「單純糖質」，由於消化、吸收較快，吃了以後血糖會激增，容易轉變成內臟脂肪，血糖於是又迅速下降，很快就感到餓了。

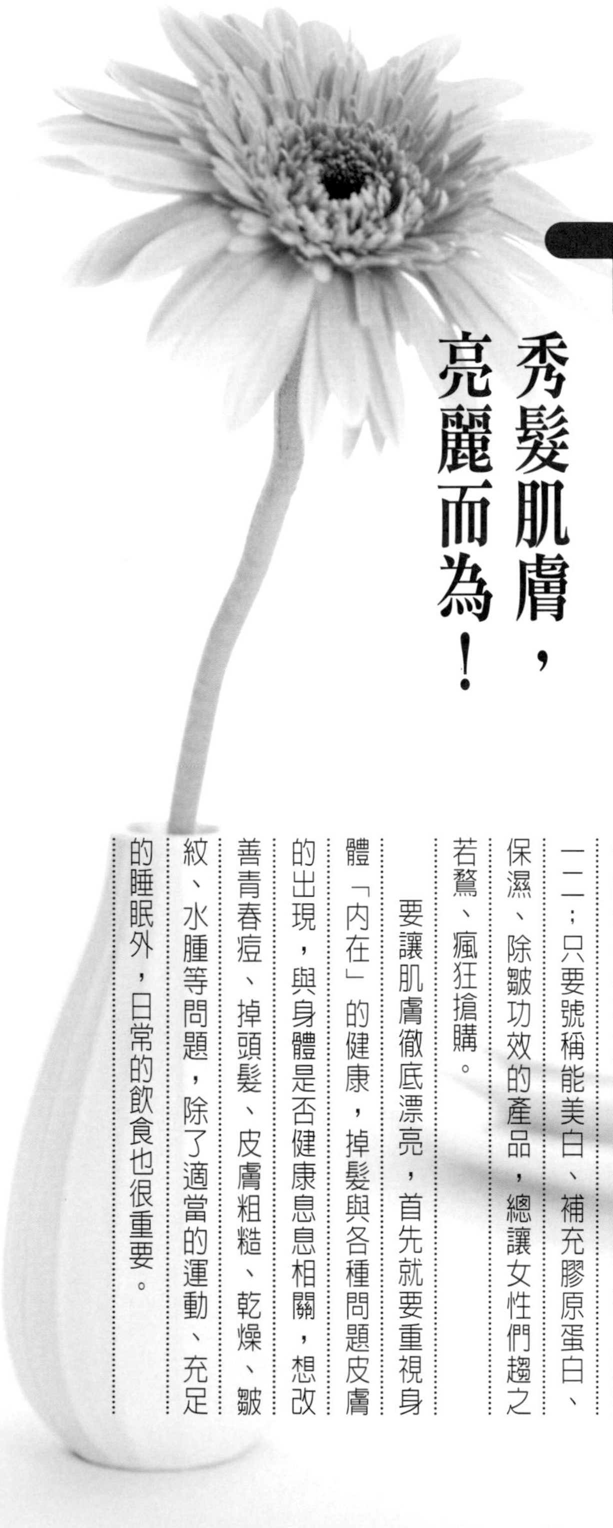

第2章

秀髮肌膚，亮麗而為！

廣告中一頭烏黑亮麗秀髮的模特兒，是不是搶眼得讓人目光不禁多停留幾秒鐘？除了一頭柔潤烏黑的秀髮是許多女性追求的目標外，擁有吹彈可破的剔透肌膚也是女性們努力不懈的目標。或許我們也能從台灣女性的面膜購買行為中略窺一二；只要號稱能美白、補充膠原蛋白、保濕、除皺功效的產品，總讓女性們趨之若鶩、瘋狂搶購。

要讓肌膚徹底漂亮，首先就要重視身體「內在」的健康，掉髮與各種問題皮膚的出現，與身體是否健康息息相關，想改善青春痘、掉頭髮、皮膚粗糙、乾燥、皺紋、水腫等問題，除了適當的運動、充足的睡眠外，日常的飲食也很重要。

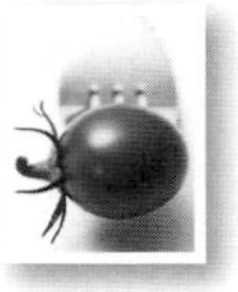

2-1 青春痘

青春痘的學名叫「痤瘡」，好發於青春期，造成青春痘的主要因素是體內荷爾蒙失調及皮膚脂肪代謝異常，引起毛囊皮脂腺慢性發炎，因此各個年齡層也可能會發生。

針對青春痘問題，只要掌握毛囊皮脂腺不阻塞的原則就能改善，從生活中就能做到：適當洗臉、少化妝、每天做三十分鐘中等程度的運動、中午休息三十分鐘、晚上盡量十一點前就寢，至少睡足七小時，當然還要適時為肌膚補充約每日兩千到兩千五百ＣＣ的水分，一旦代謝正常，痘痘問題就能明顯改善。避免用手擠壓留下疤痕及色素沉著，除此之外，食物中的人造奶油與過量油脂也是影響皮脂腺異常分泌的重要原因。

人造奶油少碰為妙

人造奶油中含有反式脂肪酸，會造成皮脂腺分泌不正常，所以要少吃人造奶油、奶精、奶油蛋糕等食品。過量油脂的東西也要少吃，像是油炸物、巧克力、肥肉、雞皮、鴨皮、內臟等，當體內累積過量油脂，容易讓皮脂腺分泌旺盛而發炎。

▼能調整脂質代謝的蔬果

Omega-3脂肪酸及亞麻油酸具有調整脂質代謝的作用，能減少痘痘的產生，不妨適量食用，含有Omega-3脂肪酸的食物有大豆油、魚油等，含亞麻油酸的食物有豆製品、蛋類、金針菇、木耳、腰果、核桃、芝麻……等。

喝酒能幫助皮脂腺快速分泌嗎？

酒精具有利尿作用，但也容易造成體內水分流失，反而會讓皮膚水分減少，而皮脂腺繼續分泌，就會對皮膚產生不利的影響。建議若是喝葡萄酒，一天總量不要超過一百ＣＣ（約半杯），啤酒不要超過三百ＣＣ（約一小鋁罐），烈酒則不可超過三十ＣＣ。

▼幫腸道健康去毒素

多攝取富含纖維質的蔬菜水果，如番薯、蘿蔔、香菇、蘋果、柑橘類、奇異果、青江菜、青花菜、空心菜、萵苣……等，這些食物能幫助腸道蠕動、減少糞便囤積，避免腸道內壞菌累積，產生使青春痘惡化的不良脂肪酸。

謹記一個原則：當體內做好環保，腸道中呈現好菌多、壞菌少的環境，毒素減少，青春痘問題也會跟著改善。像在腸胃章節中所提到的優酪乳、乳酪等含益生菌及寡糖的食物，適時適量的攝取就能改善腸道內平衡。洋蔥、香蕉、黃豆、柚子、番薯，都是擁有少量寡糖的蔬果，可促進益菌生長與減少壞菌。

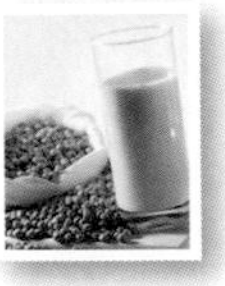

2-2 異位性皮膚炎

「異位性皮膚炎」或「慢性濕疹」造成的皮膚發炎，先是變紅，之後會留下不均勻的色素沉澱，皮膚看起來黑一塊白一塊的，對美觀的影響很大。

異位性皮膚炎在各種年紀有不同的表現：幼兒會出現頭部、臉、頸部發紅的濕疹，有時出現小水泡並且有液體滲出，然後慢慢變成痂皮。兒童期的皮疹比較常出現在軀幹、肘關節、膝關節等處，在青春期以後，臉部、頸部的濕疹會逐漸減輕甚至消失，但是手足關節的皮疹卻變得更嚴重，大約有百分之十的患者，皮膚發炎的症狀會持續到成年之後。還好的是，異位性皮膚炎可以藥物治療，此外，利用飲食來輔助改善也很有幫助。

▼補充益生菌保護腸壁不過敏

臨床上可經由血液檢查找出食物過敏原，如果對某些食物過敏，停吃一段時間可降低皮膚過敏發炎的情形，依過敏的程度停止三個月或六個月食用。若未接受檢測，不知自己的體質對何種食物過敏，可將食物分成四組，四天之內盡量不吃同一種食物，使身體不會持續地暴露於過敏原而改善狀況。

補充益生菌對異位性皮膚炎也有一些幫助，它可使腸黏膜比較健康而阻擋食物過敏原進入血液，對牛乳過敏的人可採用不含牛乳的益生菌補充品。而寡糖能供應腸道益生菌的養分，也要積極攝取，像是牛蒡、萵苣、洋蔥、玉米、茼蒿、番薯、香蕉……等，都是含有寡糖的食物。

▼減緩發炎現象的鋅與鈣

含鋅的食物，例如牡蠣、葵瓜子、南瓜子、松子、腰果、核桃……等，可以改善皮膚的新陳代謝。含鈣的乳製品，像是深色蔬菜等，含碘食物如海帶、紫菜，含維生素C的各種蔬菜水果，都有清除皮膚過敏發炎物質、減輕發炎的效果。

油脂能改善異位性皮膚炎症狀嗎？

吃太多含飽和脂肪的牛、豬、羊肉等，會使皮膚容易發炎；相反的，不飽和脂肪油脂與魚油對改善症狀效果較好，當中的魚油、亞麻油酸都有降低皮膚發炎過敏的作用。適量攝取含有好的脂肪酸的魚、核果、大豆油、橄欖油、芝麻、黃豆、花生等食物，這樣可使皮膚的皮脂膜健康。

有項研究指出，攝取適量的魚油、亞麻油酸可改善異位性皮膚炎症狀，可吃一些鯧魚、鯖魚、秋刀魚、鮭魚的油脂，及含亞麻油酸的黃豆、葵花油、紅花子油、玉米油、菜籽油、亞麻仁油、核桃、杏仁等。在飲食中注意攝取飽和脂肪與不飽和脂肪的比例維持1：2，這樣可以達到最好的效果。

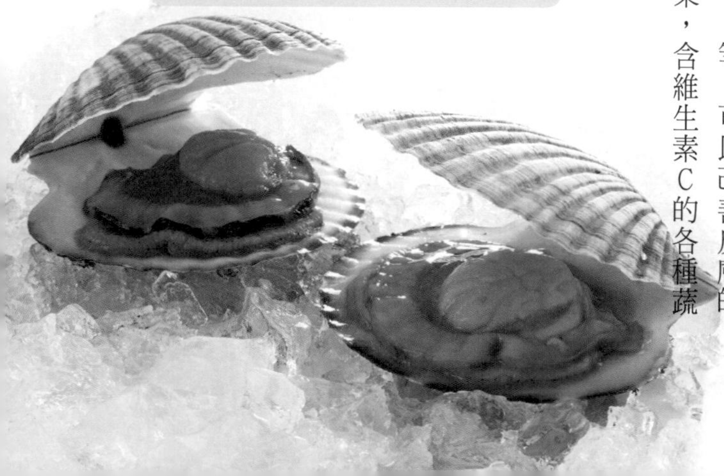

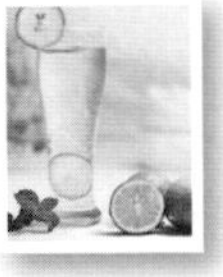

2-3 皮膚曬傷與曬黑

雖然被日光照射後，皮膚的顏色會變得比較黑，但這其實是一種身體自我保護的機制，黑色素可以抵抗紫外線進一步的傷害，白種人由於不容易曬黑，相對的，罹患皮膚癌的情形比較常見。

紫外線主要分成兩種，其中ＵＶＡ是長波長的紫外線，比較不會把皮膚曬紅，但會使皮膚曬黑與老化。ＵＶＢ是中波長的紫外線，容易造成明顯的曬紅、曬傷，而兩者的共同作用是會加速皮膚黑色素的沉澱。

目前防曬的生化技術已經發展相當良好，許多產品都可以防止皮膚的曬黑與曬傷。但是我還是要提醒一下：要徹底執行美白的工作，不能只有在太陽下防曬，就連平時在強光及某些人工光源下，也要注意紫外線造成的影響；此外，要保持充足的睡眠、輕鬆的心情，並且攝取充分的營養素，才能使肌膚達到美白又健康的效果。

此外，皮膚慢性發炎也會導致黑色素的沉積，皮膚黑色素的生成與合成是一連串複雜的過程，當肌膚暴露於紫外線等狀況後，皮膚內的酪胺酸酶會開始活化，而把酪胺酸轉變成微紅色的類黑色素及黑褐色的真黑色素。

▼想美白要適量吃紅色蔬果

與美白有關的重要營養素是類胡蘿蔔素（茄紅素等）、維生素C和E，它們可以清除日光紫外線對皮膚產生的自由基，吃下它們就像披上一層隱形的防護外衣。

從含這些營養素的番茄來看，不但不怕太陽曬，還愈曬愈紅而健康，這也是常吃蔬菜水果的人皮膚比較白皙健康的原因。有一項研究發現，如果補充足夠維生素C可以減輕紫外線造成的皮膚紅腫，阻止黑色素生成。

很多紅色的水果如西瓜、番茄、石榴、櫻桃、李子都含有豐富的茄紅素，深色的蔬果含有類胡蘿蔔素，因此有減少黑色素的作用。深色蔬菜、杏仁、核桃、大豆油、葵花油、橄欖油、小麥胚牙、胚牙米等，含有的維生素E會抑制酪胺酸酶，減少合成黑色素，桑椹、桂圓、葡萄則含有特別抑制酪胺酸酶的成分。

蘆薈是肌膚美白的好朋友？

蘆薈是傳統用來保養皮膚的植物。有一些研究指出，蘆薈葉肉中的膠質可除去紫外線對皮膚產生的自由基，抑制黑色素形成。但是蘆薈的皮卻容易造成皮膚黑色素沉澱，所以我們不妨將蘆薈分成「內」與「外」來討論，使用蘆薈裡面的膠質，但要避免這些內層膠質被外皮所污染。此外，薄荷茶對陽光造成的黑色素沉澱，也有減輕的作用喔。

▼少吃「感光食物」

芹菜、香菜、九層塔、紅蘿蔔、檸檬、柑橘類水果……等食物，其中含有使皮膚對光敏感的物質，因此建議不要一次吃太多，吃完一定要做好防曬工作，否則可能會衍生日光性皮膚炎，而使黑色素沉澱。我建議芹菜、香菜、九層塔和紅蘿蔔的食用總量一天不要超過半個飯碗，柑橘類水果則是一天不要超過三個。

▼聞之色變的皮膚癌

一般皮膚癌會發生在身體容易暴露在陽光底下的部位，像是臉部、頸部、手臂等等。許多研究顯示，皮膚癌的發生和紫外線有關。除此之外，像是化學品的危害、放射線治療，以及有家族病史，也都可能是導致皮膚癌的原因。

一般早期性的皮膚癌是可以治療痊癒的，如果到了晚期才發現，致命性很高。要預防皮膚癌的發生，主要還是減少紫外線對身體的影響。

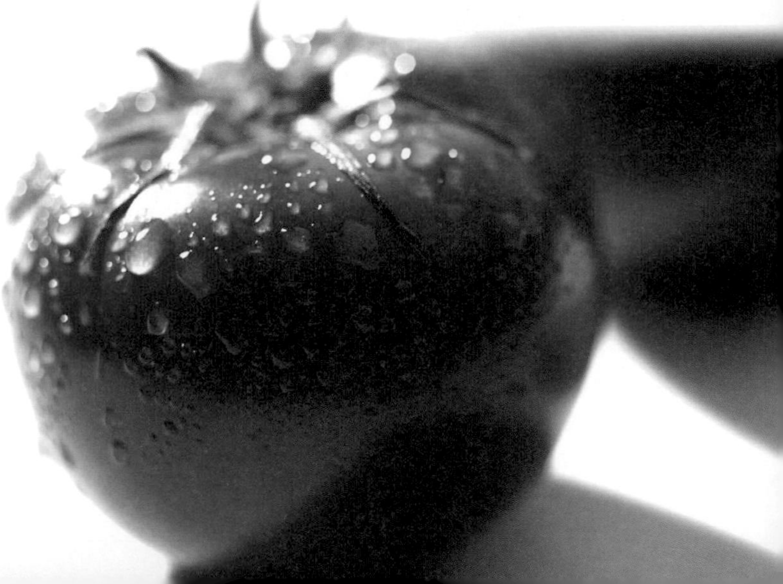

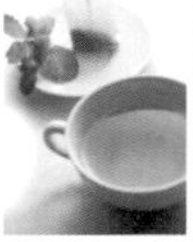

2-4 皮膚粗糙

我在讀高中的時候開始發胖，為了減肥，大幅減少油脂的攝取，後來皮膚變得相當粗糙。有天我媽媽發現我的皮膚問題後，對我說：「要維持身體健康就要飲食均衡，看看一般健康的人怎麼吃，就會了解應該要適量攝取油脂才對。」

當我聽了媽媽的話，調整油脂攝取和飲食習慣後，果然皮膚開始聽話；後來上了醫學院，吸收了更多醫學的理論，了解到油脂對身體的各個器官真的很重要，皮膚的新陳代謝與健康都要靠「油脂」來運作。

造成皮膚粗糙的主要原因是營養不良，尤其是在缺乏必需脂肪酸及維他命B、E的時候，會使皮脂腺分泌減少，皮膚表面的脂肪膜無法正常形成，因而變得粗糙。

另外，不適當的化妝品、空氣中花粉或黴菌等過敏原，肌膚的毛孔過大或角質異常也會使得皮膚變得粗糙。

一般來說，氣候乾燥、皮膚角質老化等因素，會使得皮膚流失水分而失去彈性，進而乾裂發紅；如果要改善這種情形，平常避免用過熱的水洗臉以減少皮膚過冷過熱的刺激，保持充足的睡眠、注意防曬、使用保濕乳液。

由於全球暖化的原因，政府和民間開始大力提倡節能減碳，但是夏天愈來愈熱，有些人還是忍不住開冷氣納涼。其實吹冷氣對皮膚不好，我曾經在電視上看見一位美麗的女藝人公開說，她的保養秘方之一就是家裡盡量不開冷氣，這是正確的作法。

▼不要吃太鹹、太多肉類

在飲食方面，請注意不要吃太鹹和太多肉類食物，鹽分過高與肉類都容易造成身體水分流失，這也是形成肌膚粗糙的原因之一。

經常保持皮膚清潔可以避免毛孔阻塞，每天喝足量兩千到兩千五百ＣＣ水分，使皮膚正常執行新陳代謝的功能。還有適當的運動、充分的休息、愉快的心情、均衡的營養，都是很重要的。

減少攝取飽和脂肪，就能減少皮膚出油？

含有維生素Ｂ的全麥、燕麥、糙米，及含不飽和脂肪酸的魚類可使皮膚毛孔新陳代謝正常而不會粗大。少吃肥肉、油炸等飽和脂肪的食物，以免毛孔阻塞肌膚變得粗糙。

避免食用過量的肉類、豆類，這是因為其中含有的蛋白質過量，會刺激排尿而流失水分。

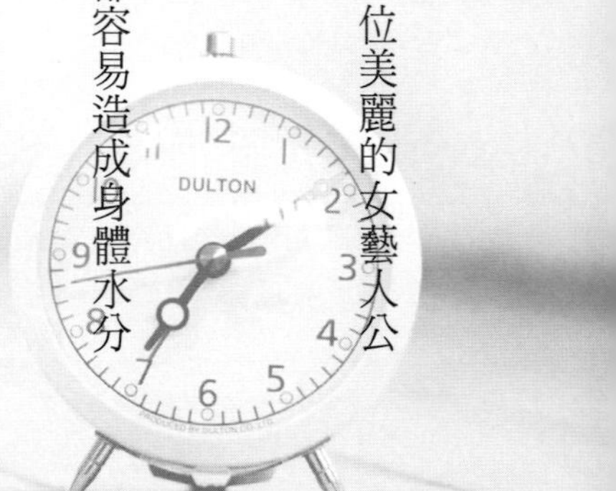

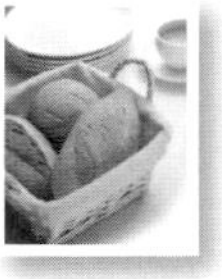

2-5 皺紋與水腫

當年紀增長，細胞的新陳代謝能力變差，皮膚層裡的膠原蛋白逐漸減少，肌膚失去緊實度，便容易出現皺紋。

常保持心情愉快，外表看起來就會顯得年輕，但是仔細觀察你會發現，經常大笑或表情誇張的人，笑紋與皺紋也跟著變多。正確的作法應該是放鬆臉部肌肉，露出自然的微笑，平時維持充足的睡眠、適量運動，外出時做好擦防曬品的保護措施，降低肌膚因強烈紫外線帶來的傷害。另外，從年輕就開始注意，攝取含有豐富膠原蛋白、膠質和促進血液循環的食物，更能讓肌膚充滿光澤和彈性，延緩皺紋生成。

很多人都有肌膚水腫的困擾，它主要是和體內鈉、鉀等鹽分不平衡，或是血液循環不好有關；有些特殊情形則是因為疾病：貧血、肝病、腎臟病、甲狀腺等問題所造成。一般貧血會有皮膚蒼白現象，肝病有皮膚黃、疲倦等症狀，而甲狀腺問題會出現心悸、頸部腫；若是疾病所引起的水腫問題，應先就醫找出原因，治療改善。

▼抗皺紋、去粗糙的木耳、山藥、栗子

蛋白質中的「胺基酸」能讓皮膚合成膠原蛋白，含有蛋白質的肉類、魚類、蛋、乳製

品、豆類，含有的胺基酸不一樣，各種都要均勻攝取。

富含膠質的食物如木耳、豬腳、雞腳、海參、山藥等，有助於改善皺紋。從古代就流傳木耳有美容功效，它富含膠質及促進皮膚血液循環的物質，能改善皮膚粗糙，可以用來炒麵或作湯，加紅棗則是不錯的飲品。

栗子對於皮膚也有幫助，它所含的成分可使皮膚細胞彼此連結較為緊密，而改善皺紋；蘆薈可促進膠原蛋白合成，也有抗皺紋的作用。

喝咖啡會讓肌膚變乾澀嗎？

咖啡中的咖啡因成分會讓尿液量增加，同時讓水分比平時更快速流失；當身體感到乾燥後，肌膚也會跟著開始乾燥，過量咖啡因還會讓肌膚的血管收縮循環變差，所以不可以過量飲用。

▼少吃刺激性、糖分高食物

要改善皺紋，刺激性食物就要少吃，例如辣椒、薑、胡椒、芥末、咖啡、酒等，以免造成皮膚發炎而產生皺紋。甜點也要適可而止，因為過多的糖分會附著在膠原蛋白分子上，降低膠原蛋白的彈性與活力，而導致皺紋。

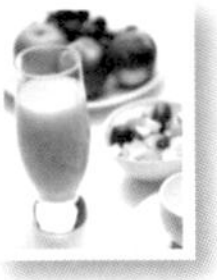

2-6 掉髮和雄性禿

讓我們先來認識一下頭髮：頭髮是由頭皮上毛囊生長出來的，頭髮的生長可以分為三個階段，生長期、萎縮期、休止期。在先前的毛髮進入休止期的時候，毛囊會再度形成新的頭髮，休止期的頭髮會慢慢被新生的毛髮推擠而掉落。

我們的頭皮上大約有十萬個毛囊，如果一天掉落的毛髮量超過一百五十根就是不正常。過量掉頭髮的形式有兩種：一種是圓形區域的頭髮完全脫落，另一種是分散掉落而使頭髮變得較為稀疏。造成掉頭髮的原因有貧血、甲狀腺功能亢進、自體免疫疾病、頭癬、情緒壓力大、體內荷爾蒙不平衡等。

很多人有禿頭、掉髮方面的困擾，某些號稱對頭髮生長有幫助的產品，最近也引發了不少爭議。過去人們以為禿頭的多半是男人，其實壓力過大的時候，不管男女都可能出現掉髮的情況。

▼男生最在乎的雄性禿

雄性禿與體內的荷爾蒙不平衡有關。有一種荷爾蒙稱為二氫睪固酮，如果濃度過高，就會影響髮根毛囊的健康，造成掉頭髮的數量增加，現在已經有藥物可抑制體內生成二氫睪固酮，而改善這種情形。

而含有抑制體內合成二氫睪固酮成分的食物，對頭髮保養有幫助，例如黃豆、豆漿、豆腐含有異黃酮成分；青江菜、青花菜、甘藍菜、芥藍菜、油菜等這類十字花科中含有的吲朵，和茶中的兒茶素。

此外，補充多種類的蛋白質對維持頭髮健康是很重要的，包括魚類、貝類、牛肉、豬肉、羊肉、家禽、蛋、豆類、乳製品等。另外，調節甲狀腺功能可以使頭髮正常生長發育，不妨適量攝取海帶、紫菜、青花菜、甘藍菜、蘿蔔等食物。要促進頭皮組織正常的新陳代謝，可以攝取含維他命B的糙米、全麥、燕麥、米糠、瘦肉、魚等；含維他命E較多的有糙米、胚芽米、芝麻、堅果類、大豆油，以及含類胡蘿蔔素較多的有胡蘿蔔、南瓜、油菜、青花菜、番茄、木瓜、紫甘藍之類的深色蔬菜，可促進頭皮的血液循環。

▼少抽菸、避免飲酒過度

目前政府大力推行菸害防治法，讓許多癮君子大呼不便。可能有些抽菸者認為，抽菸不一定會得肺癌，但是抽菸卻可能直接導致人們最在意的掉髮問題，主要是因為香菸中的尼古丁會使血管收縮，造成頭皮血液循環不良，導致掉髮。

在前面章節也提到飲酒對身體的好與壞，同意的，適量的飲酒可使血管擴張，促進血液循環，對頭髮的生長有利，但是飲酒過度的話，反而會使毛髮受損，因為酒在體內分解時產生乙醛，這種物質會損傷頭髮毛囊。

總而言之，要減少落髮的首要之務，就是除去疾病的因素、改善頭皮及頭髮清潔、保持愉快的心情、放鬆肌肉、每天適度的運動、充足的睡眠，這些都有助於改善頭皮毛囊的血液循環，維護頭髮的健康。

▼膠原蛋白用喝的有效嗎？

以往補充膠原蛋白都是由醫師將其直接注射於皮膚，但是近年來頗流行「喝的膠原蛋白補充液」，看到這些市售膠原飲品，不禁令人想問：膠原蛋白用喝的也會有同樣效果嗎？事實上，喝下膠原蛋白只是得到部分原料而已，不一定能在皮膚形成膠原蛋白。

皮膚的膠原蛋白存在於真皮層裡，提供支撐架構，讓皮膚有彈性，但隨著年齡老化及日曬等因素，膠原蛋白會逐漸減少，而使皮膚缺乏彈性出現皺紋。

膠原蛋白是一種蛋白質，在進入腸胃道後，會先分解成小分子胺基酸，才能被小腸細胞所吸收。而大分子的膠原蛋白，消化成胺基酸吸收以後，到了皮膚還需要重組才能成為膠原蛋白，而這重組的能力，與皮膚的血液循環、再生能力、維生素C的含量等都有關係。

蓮藕、蓮子含有豐富的維生素、還具有改善血液循環的物質，可改善皮膚合成膠原蛋白的能力。蓮藕煮湯、蓮子做成甜點都很美味可口。

▼輔酵素Q10可以美膚？

輔酵素Q10除了對心臟彈性有幫助，對皮膚的養顏美容是不是也具有功效呢？

輔酵素Q10是人體製造的一種物質，它有抗氧化、清除自由基的作用，會減少細胞的老化與傷害，協助細胞產生能量，因此研究者便推論Q10對皮膚有益處。

有一些研究指出輔酵素Q10可以幫助皮膚抵抗紫外線、修復受損的膠原蛋白。大豆油、菜籽油、魚肉、貝類、牛肉、黃豆、花生、雞蛋、深色蔬菜等食物，也都含有天然的Q10，不妨適量攝取。

▼吃豬腳能抗皮膚老化？

最近看到一則新聞說，美國一家新開張的美膚餐廳爆紅，許多菜餚用豬腳入菜，標榜豬腳含有豐富的膠原蛋白，可促進皮膚彈性與美麗，豬腳也成了熱門的抗老食品。雖然豬腳看起來是很容易發胖的食物，可是我們吃的時候只要避開豬皮下的脂肪就可以，若能搭配一些蔬菜水果，更能促使蛋白質被消化分解後，在皮膚中再度合成為膠原蛋白，效果更佳。

▼平日美膚保養秘笈

1〉壓力是美膚大敵

壓力一般指的是精神方面遭受過大的干擾，生活事件是否會造成壓力與個人的認知有很大關係，例如談戀愛對一般人來說應是快樂的事，但有些人因為患得患失而感受到巨大的壓力，強大的壓力會引發身體一連串的自律神經及荷爾蒙變化，使肌肉緊繃及皮膚血管收縮，一旦皮膚無法得到充分的滋養，皮膚狀況便愈來愈差了。

要抒解生活中的壓力，除了每天做三十分鐘中等程度運動，以正面思考看待四周的人、事、物，維持正常作息及充足的睡眠之外，也應注意均衡的營養及攝取的飲食種類。

2 多喝水，皮膚才能水水

大家都知道喝水對美容的重要性。每天要喝足夠的水，才能使皮脂腺功能正常運作，讓皮膚有正常的油脂量。

3 攝取足夠蛋白質

皮膚要維持健康美麗，就需要攝取適量的蛋白質，有一項研究指出，攝取醣類過少較易有緊張的情緒，適量的肉類、蛋、乳製品可增強專注力、判斷力，一旦工作效率高，事情處理妥當，壓力就消除，而皮膚也會變得有光澤。人一天中攝取的蛋白質，建議大約佔全天總熱量的百分之十到十五，每公斤體重約需一至一點五公克最為健康。

4 維生素A、B、C、E幫助代謝

補充維生素A的食物，例如豬肝、雞蛋、南瓜、胡蘿蔔、菠菜、柳橙、奇異果等可改善皮膚角質的粗糙，減少角質層水分流失，有助肌膚保濕，對戰痘也是很有幫助的。

補充維生素E的食物，例如杏仁、大豆製品、深色蔬菜、核桃、橄欖油等，可使皮膚角

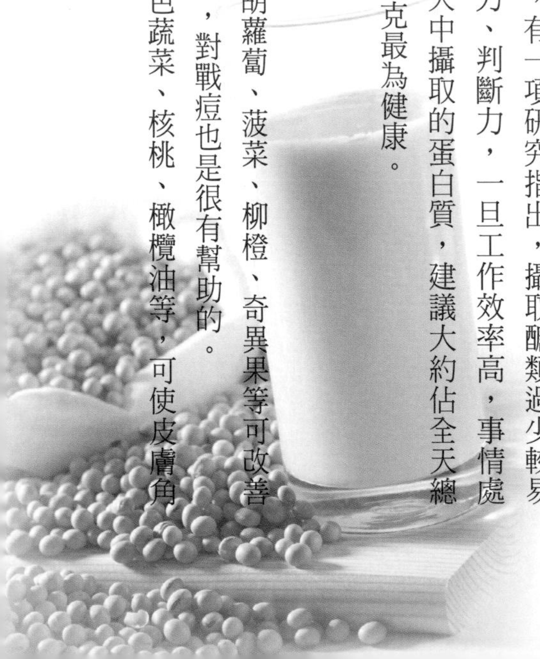

質正常新陳代謝。

維生素A、C對合成膠原蛋白的過程很重要，含有這兩種營養素的食物有豬肝、枸杞、蔥、茼蒿、青花菜、南瓜、柑橘類、木瓜、奇異果等。

富含維生素B的食物如糙米、全麥、瘦肉等，對皮膚角質的形成及維護也很重要，而南瓜糙米雞肉飯中含胡蘿蔔素、糙米及雞肉含的維生素B，是提高身體保濕度的餐點。

5〉補充鐵質好氣色

缺乏鐵質會引起神經緊張，對皮膚不利，如果經醫師診斷有缺鐵現象，不妨吃些含鐵質的肉類，也可適當攝取乳製品及含鈣蔬果以補充鈣、鎂等營養素，達到抒壓、美膚的效果。

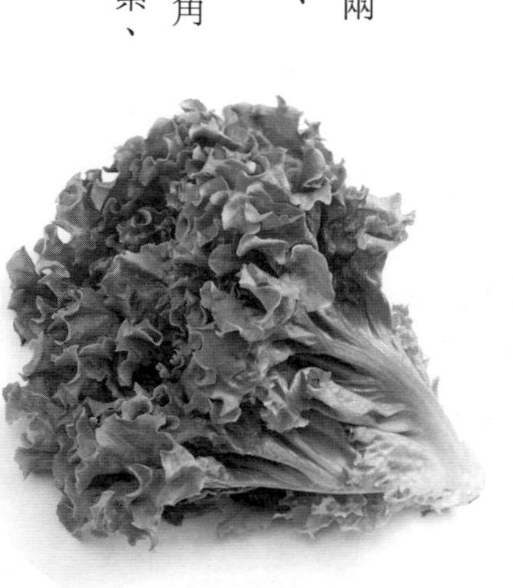

吃太多辣椒不利美肌

茴香、胡椒、辣椒會造成自律神經的興奮，不宜吃太多。吃太多辣椒會造成身體緊繃，因此勿過量食用辣椒、薑、胡椒、芥末、酒等刺激性食物，以免過度刺激皮膚血液循環而流失水分。愛美的女性特別要注意少喝酒，酒精消退後，身體反彈緊繃，對皮膚很不利。

▼讓心情放輕鬆的食物大蒐集

如果情緒舒緩，對皮膚美麗就有加分的效果，這點是無庸置疑的。

咖哩可抑制腦中的緊張物質，具有放鬆的作用；巧克力中的成分會作用在大腦某些位置，進而舒緩情緒。

喝些自己喜歡的花草茶可使情緒鬆弛下來，而改善膚質。一般來說，洋甘菊、薰衣草、玫瑰含有的成分較有舒緩情緒的作用，在日本一項研究指出，玫瑰可使自律神經的緊張性降低百分之四十左右。

棗子的配糖體也有使皮膚放鬆滋養的效果，龍眼含腺核苷普林，香蕉、奇異果、百香果、奶製品含有色胺酸，有抗焦慮美膚的作用。蓮子、蓮藕對情緒有安撫的效果，魚油中的ＤＨＡ也對舒緩情緒有些幫助。

青菜水果中含有豐富的葉酸，會讓人有好心情而氣色變好。全穀類含豐富維生素Ｂ，可使情緒放鬆，改善皮膚緊繃，促進血液循環。

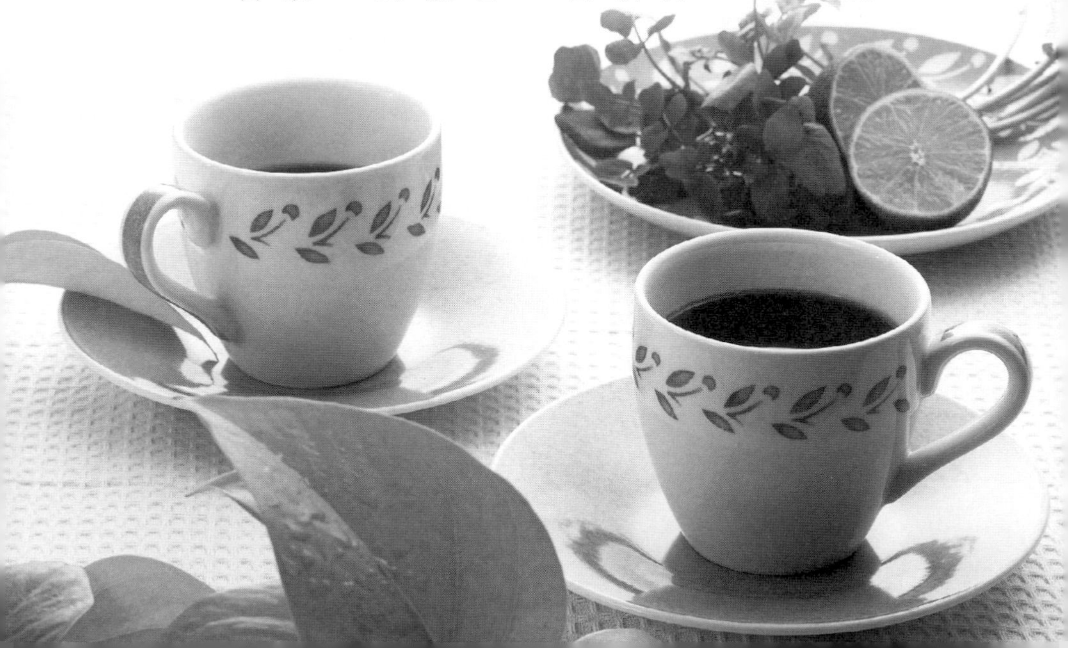

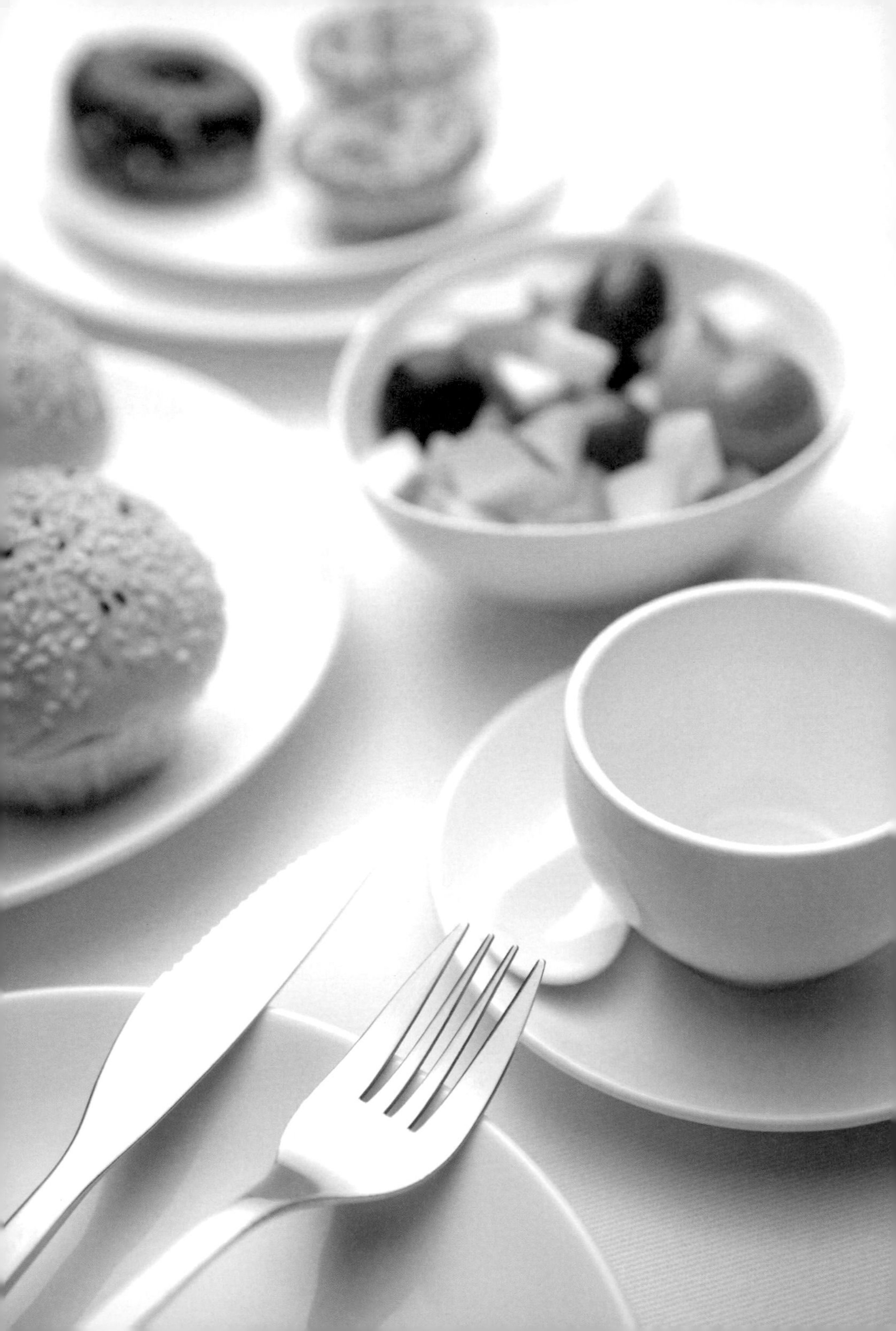

第3章

讓腸胃健康翻跟斗！

腸胃可說是人體運作時最重要的中繼站之一，在我的門診當中，常出現各種腸胃問題的患者，有些人是天生的體質所導致，在選擇食物上本來就需要特別注意；有些人則是因為飲食習慣不正常、生活壓力造成腸胃不適。

許多人總是輕忽腸胃問題，認為胃痛吃胃藥、便秘吃軟便劑、腹瀉吃止瀉藥就可以解決了。其實這些都只是治標，但並不能讓人們真正遠離腸胃道疾病的問題，最根本的方式還是得從徹底了解自己腸胃做起，胃脹氣、胃發炎、胃潰瘍、十二指腸潰瘍、胃癌……不同問題都需要對症治療才能真正獲得改善。

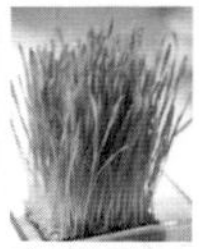

3-1 幽門桿菌

人體腸胃中有許多「菌」種，有些對人體有害、有些對人體有益，如痢疾桿菌會造成嚴重的感染必須立刻治療，有些並不一定要除之而後快，倒是可以暫時設下「互不干涉」的防線，而幽門桿菌就是這樣一種奇妙的細菌。

雖然胃部的許多疾病都與「幽門桿菌」有關，感染這種病菌的人很多，不過卻不需要過度驚慌失措；因為只有少數感染幽門桿菌的人會產生不適或腸胃病變，依據目前研究及專家的建議，如果有消化性潰瘍、胃癌或胃淋巴瘤家族史的病患，是應該接受一至兩星期的抗生素殺菌，其餘感染者並不需要藥物治療。

幽門桿菌可以在胃中強酸性的環境下生存，但是遭到感染者並不全然會發生腸胃疾病。根據調查研究，大約只有百分之二十的人在感染之後會發生胃炎、胃潰瘍、十二指腸潰瘍、胃腫瘤等問題。這些症狀包括上腹部脹、餓時胃會痛、半夜痛醒、壓力大時胃痛等。除此之外，胃潰瘍、十二指腸潰瘍、胃癌等患者大約百分之八十有感染幽門桿菌。

目前許多醫療機構的健檢項目中包括幽門桿菌的檢查，許多人檢查後呈現陽性，緊張的前來門診詢問是否需要治療。雖然聽到「不需治療」，多少還是會有點擔心，但我必須說明，醫學研究中也指出，與其過度以抗生素治療，反倒容易增加胃食道逆流的機會。

▼注意飲食衛生，幽門桿菌不作怪

幽門桿菌主要是由口進入體內所造成的感染，像是接吻、吃到受污染的水、食物都有可能，因此要避免幽門桿菌感染，就必須注意衛生及飲食清潔。

我曾經遇到一家七口都感染此菌，後來才發現原來是他們用餐時沒有使用公筷母匙的習慣，因此很容易經由唾液傳染，造成全家都感染。

▼抑制幽門桿菌的功臣

胃中如果有太多幽門桿菌對健康總是不好的，應該加以抑制。

一些優酪乳成分中的益生菌，雖然只在腸道中生存，但是會使腸道產生一些物質經過血液循環，使得胃中的幽門桿菌不易生存。除了喝優酪乳之外，我們還能從蔬果中得到抑制幽門桿菌生長的物質，像是香蕉含有蛋白酵素抑制劑，甘藍菜、白菜、青江菜、綠花椰菜、蘿蔔含有吲朵硫素，蒜與蔥含蒜素，都可抑制幽門桿菌的生長。有水果中的「紅寶石」之稱的蔓越莓，它所含有的前花青素，能使幽門桿菌難以附著在胃黏膜上生長。

▼容易忽略的胃警訊——胃潰瘍

在過去的研究裡，總認為胃潰瘍是因為生活壓力所引起，但近來有新的研究指出，發生的成因也可能和幽門桿菌有關。而引起胃壁表淺潰爛的原因，則主要是由於胃分泌的保護黏液太少，以致胃酸侵蝕了胃壁。

至於胃黏膜自身保護力下降的原因，常是不好的生活習慣和不正常的飲食（或許某些人正是因為生活壓力造成飲食習慣不正常），像是酗酒就會讓酒精傷害胃黏膜，尤其是空腹飲酒更是傷胃；空腹吃酸性食物（例如檸檬）或是刺激性食物（例如咖啡、茶），也會傷害胃黏膜。在消炎止痛用藥裡，有些成分會對胃造成刺激，適合飯後服用較好。要提醒的是，一旦發現腸胃已經開始有潰瘍現象，可別坐視不管，必須以藥物進行治療，然後從飲食上做調整，避免抽菸及喝酒，如此雙管齊下才能復原得比較快，減少再度復發的機會。

不要空腹喝茶

早上空腹喝茶，茶中的單寧酸與胃酸會起化學作用，容易刺激消化道黏膜而引起胃痛。已經有胃炎、胃潰瘍等疾病的患者，更應該避免。若在兩餐之間喝茶，因為胃中仍有少量食物，使茶中的單寧酸濃度降低，則比較不刺激胃。

另外，茶有降低血糖的作用，整夜未進食血糖已偏低，再空腹喝茶，可能造成頭暈、發抖、思緒不清晰等症狀，有人稱之為「茶醉」。所以空腹超過四小時以上就不宜喝茶。

▼難以啟齒的便秘問題

常聽到許多人都說自己有便秘方面的問題，尤其女生的比例更高。

究竟怎樣才算是「便秘」呢？答案是，如果超過三天未排便，或是糞便乾硬、排便不順都可稱為便秘，相信大家都知道便秘和食物纖維攝取不夠，或是缺乏運動，致使腸胃蠕動能力不佳有關。除此之外，某些特定疾病（例如，甲狀腺功能低下、大腸腫瘤、腸道阻塞、糖尿病……等），也可能會導致便秘。而如果經常性便秘，也比較容易患有「憩室」。

所謂「憩室」就是因為便秘時糞便經常很硬，為了排便，大腸內壓力增大，使腸壁薄處凸出而形成的囊狀。在平時或許並無症狀，但如果食物殘渣滯留其中，則不易排除，造成細菌的滋生，導致發炎，會有腹痛、腹瀉、腹脹等症狀。

▼助排便一「壁」之力

要解決便秘和憩室問題，只要調整腸胃蠕動速度，讓便便變得柔軟，就能「解」開惱人的便秘問題。我的建議還是先從食物下手來改善，不要藉助藥物，只要攝取足量的膳食纖維，就能產生顯著的療效。

膳食纖維分為兩種，一種是「可溶性膳食纖維」，包括果膠和部分半纖維素。果膠存在於水果和蔬菜中，由半乳糖醛酸、半乳糖、阿拉伯糖等所構成。其他「可溶性膳食纖維」含量豐富的食物有蘋果、水梨、柑橘類、香蕉、燕麥、大麥、豆類、綠色花椰菜、甘藍菜、紅蘿蔔、南瓜、番薯、馬鈴薯、甜菜、海藻類、木耳、愛玉、仙草……等。

另一種膳食纖維是「不溶性膳食纖維」，包括纖維素、半纖維素、木質素，結構與澱粉相似，它不能被人體腸胃道的酵素所消化。膳食纖維之中的果膠在平時可增加糞便的體積及含水量，使其易於排出，而在腸道過度蠕動時，果膠則具有抑制的作用，有止瀉的功能。

含豐富「不溶性膳食纖維」的食物如竹筍、葉菜類、根莖菜類、水果的果皮、糙米、全麥、燕麥、大麥、堅果類、豆類、綠花菜、馬鈴薯、胡蘿蔔、香蕉、蘋果、柳丁、梨……等。其中含較粗纖維的竹筍、牛蒡等較刺激胃腸黏膜，有消化性潰瘍的人暫勿食用。

一些含蔬菜水果的果菜汁或精力湯，因為富含纖維可以吸水，使糞便較為柔軟易於排出而改善便秘，但是其中也富含鉀離子，腎臟病患者不宜過量飲用，否則血液中的鉀離子濃度會上升，而造成心律不整等問題。一般人一次飲用量不要超過三百ＣＣ，腎臟病患者一次飲用量則不要超過一百五十ＣＣ。

每天補充二十到三十公克膳食纖維可以使排便順暢，降低大腸癌的危險，並且預防便秘、痔瘡、憩室炎等，攝取太少膳食纖維的人如果想增加攝取量，以每天增加一公克為原則，攝取過量對身體並沒有更大益處，增加速度太快反倒會造成肚子脹等不舒服的症狀。

在增加膳食纖維攝取量的同時，還必須配合飲用足量的水分，如果水分不足，膳食纖維會在腸胃中吸收僅有的少量水分，糞便反而會變得更乾硬，導致便秘惡化。喝水對於腸胃蠕動很有幫助，每天攝取兩千到兩千五百ＣＣ的足量水分，可以使糞便比較柔軟，容易排出。有些人不是那麼愛喝水，喜歡喝一些比較有味道的流質，這時候我也建議偶爾可以梅子汁、無花果、玫瑰花茶、菊花茶等飲料來取代白開水，因為這些飲料同樣具有刺激腸胃蠕動、改善便秘的效果。

平日也可多選擇全麥麵包、全麥饅頭、全麥餅乾食用，這些食物的纖維質較白麵包多，有利腸胃蠕動。平常不妨將高纖維的糙米、黃豆、燕麥片、全麥煮熟軟化後，再加入白米一起煮。另外，糖分也能改善便秘，只有一個糖單位的稱為「單糖」如葡萄糖、果糖、半乳糖等，有兩個糖單位的稱為「雙糖」如蔗糖、麥芽糖、乳糖等，由三到十個單糖單位組成的糖類則稱為「寡糖」。專家發現，利用人類能消化單糖與雙糖，卻難以吸收寡糖的原理，讓吃下的寡糖能進入腸道讓益菌分解利用，促進腸道的微生物平衡。

寡糖能增加糞便體積，對於促進正常蠕動及排便有相當不錯的效果，因此市面上的許多加工食品都添加了寡糖。寡糖有許多種，如異麥芽寡糖、果寡糖、乳寡糖、大豆寡糖、酵母寡糖、甘露寡糖等。食物中的香蕉、柑橘、萵苣、茼蒿、牛蒡、胡蘿蔔、蘆筍、洋蔥也都含有果寡糖。大豆含有大豆寡糖、番薯中也有特別的寡糖，玉米筍、竹筍則含有木寡糖。

而肉類常是胃沉重的負擔，當有便秘的問題時，最好的方法就是盡量讓蔬果成為每日菜單上的主食，在生活習慣上，我們可以使用含有蛋白質及纖維素的毛豆、黃豆等，取代部分肉類。特別挑選含有刺激腸胃蠕動成分的水果，例如奇異果、木瓜等；而蜜棗、水梨、蘋果含有不易吸收的山梨醇，能有效改善便秘；全麥、糙米含有穀物外皮的纖維；調味用的香菜

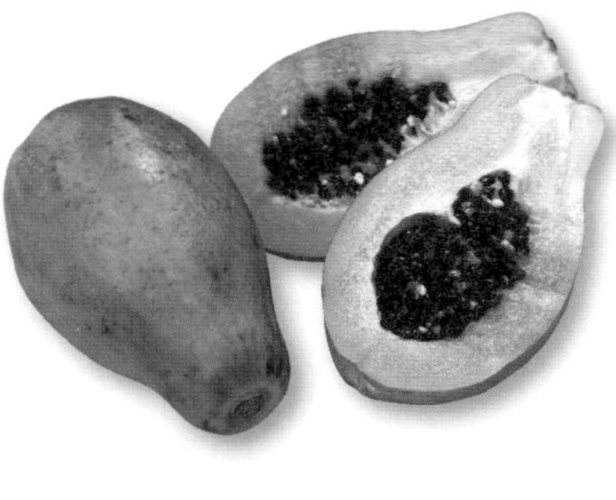

對便秘也有些幫助；芫荽能抑制大腸吸收鹽分及水分，使得糞便較為柔軟而易於排出。

我們常說便秘時吃香蕉，指的是熟香蕉，生香蕉中含有大量鞣酸，反倒容易造成糞便收斂乾燥，熟香蕉才能讓排便順暢。

▼多吃蔬果對身體有益無害？

很多人都有這種錯誤的觀念，以為蔬果多吃對身體有益無害，事實上，我們的身體究竟能不能處理這麼多的食物也是個問題，即使是吃素的人，也不應吃過多的蔬果。衛生署建議一天攝取三碟蔬菜（一百公克／碟如蛋糕盤的大小）及兩份水果（一份相當於一顆橘子大的體積），就能足夠攝取到適量纖維質。過量的纖維素人體無法吸收，反而會提供腸道細菌過多的養分，產生許多氣體及酸類而造成腹脹。

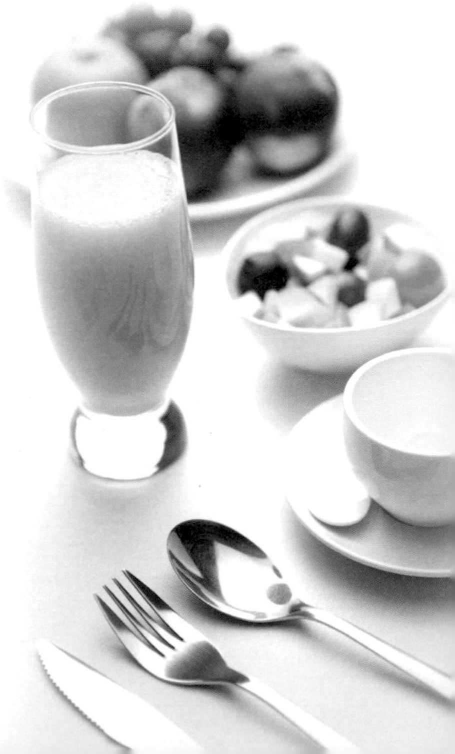

吃水果比喝果汁好

光喝果汁容易纖維量攝取不足，造成便秘，因為果汁中的許多纖維素已被除去，大大降低了促進腸道蠕動的價值。因此我認為水果還是用吃的比較好，尤其像是一些嫩皮的水果，如甜葡萄、芭樂、蘋果（請將皮上的蠟質刮除），最好洗乾淨之後連同果皮一起吃，這樣能攝取到更多的膳食纖維。

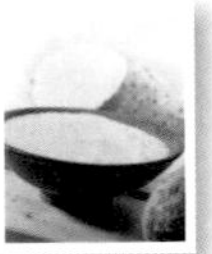

3-2 脹氣

肚子發脹可能是身體的疾病所引起的，例如肝硬化、肝炎、腸道阻塞等；也可能是腸胃道蠕動不正常使氣體難以排出，甚至是某些食物所造成，例如吃太油的食物導致消化不良，而有些食物如豆類、番薯、玉米、洋蔥、高麗菜、花椰菜、甘藍菜，它們含有的寡糖及多量纖維素難以被腸道吸收，如果攝取過量，就會被腸道細菌利用而產生氫、甲烷、二氧化碳等氣體，也會造成腹脹。另外，腸內壞菌較多也會產生多量氣體。

▼消脹氣的水果

傳統醫學認為吃了油膩的東西再吃些蘿蔔可以解油，這種說法是有些道理的。有研究指出，蘿蔔的確可吸附油脂促進它們排出，一些具有香氣的蔬果如蓮霧、芭樂、柑橘類具有清除腸內壞菌的作用，也可以消除脹氣。

許多水果含有果寡糖，可以使腸道有益的乳酸菌增生，消除胃腸的脹氣。但是果寡糖難以被腸胃道吸收，會在大腸中被細菌分解而產生氣體，所以水果也不宜吃過量，每天不要超過六個橘子的體積，否則反而可能造成脹氣。

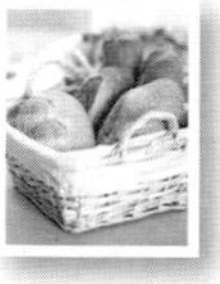

3-3 胃食道逆流

胃食道逆流是常見的消化道疾病，指的是胃酸逆流到食道。由於食道黏膜不像胃，對酸沒有抵抗力，如果胃酸逆流到食道，就會產生發炎等問題。食道逆流主要的症狀是下胸部灼熱感，也有人稱它為「火燒心」，躺下或彎身時症狀會加劇。其他症狀還有喉嚨痛、咳嗽、聲音沙啞、吞嚥疼痛等。

許多人喜歡去吃到飽的餐廳用餐，這種吃法看似很經濟實惠，其實要把健康成本算下去的話，一點都不划算。想想看，一般正常三餐的飲食對於補充體力消耗已經很足夠，對腸胃的負擔也到達了極限，如果為了滿足口腹之慾而吃得更飽，那豈不是在和腸胃作對嗎？我們吃飯最好八分飽即可，否則胃中的壓力過大就容易引發胃食道逆流。

▼菸、酒、咖啡、茶都是大敵

菸、酒、咖啡可能是某些人生活中的嗜好，不過要注意的是，這些食物都會刺激胃酸分泌及影響控制食道與胃之間括約肌的功能，增加胃食道逆流的機會。我建議每天喝茶與咖啡的總量不要超過六百ＣＣ、葡萄酒不要超過一百ＣＣ、烈酒不要超過三十ＣＣ，若是啤酒則不要超過三百ＣＣ。

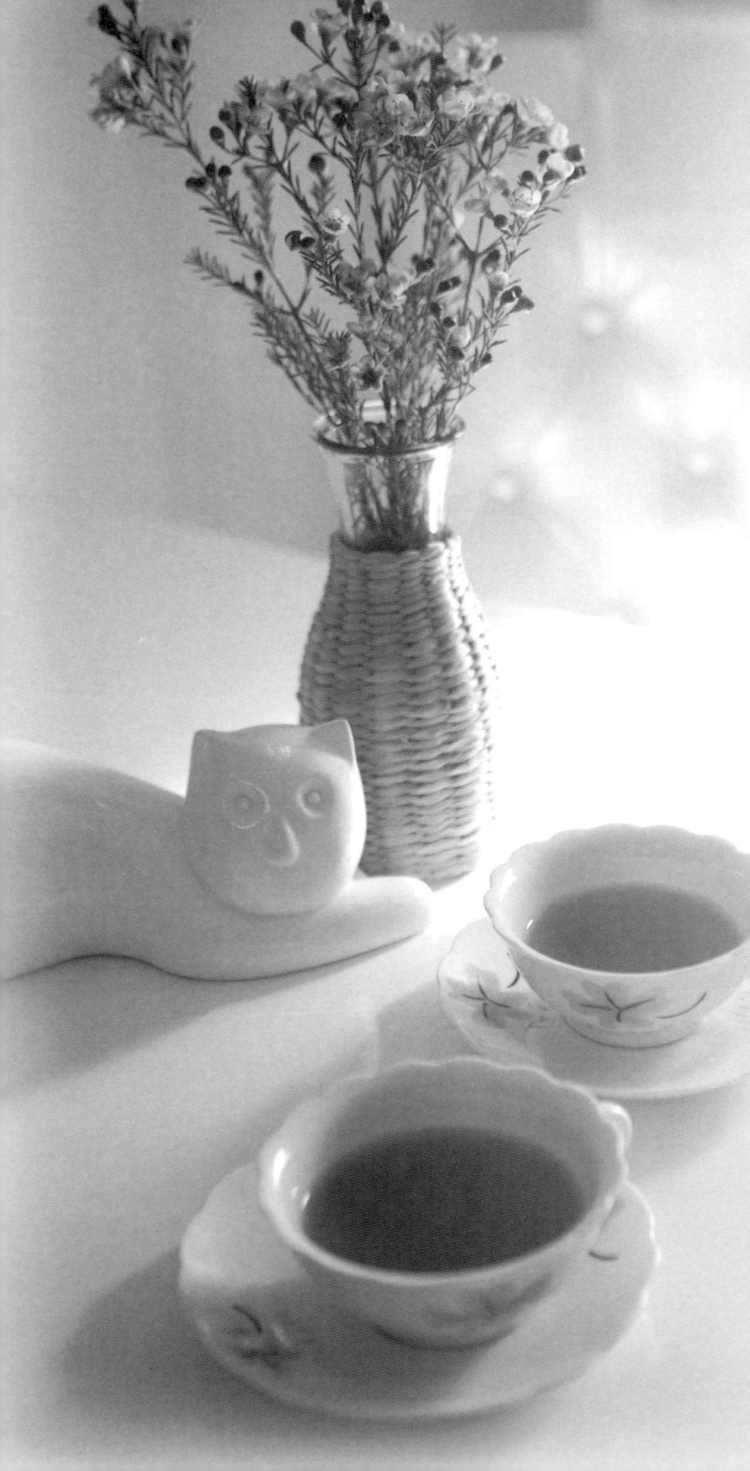

因為重力的關係，直立的姿勢可使得胃中的食物不易逆流到食道，所以吃飽飯兩小時內最好不要躺下，如果因為太累等原因必須躺下時，飯後一小時內採右側臥的方式比較好，這是因為胃在身體的左側而十二指腸在身體的右側，讓胃在比較高的位置可使其內容物較易進入十二指腸。而飯後一小時後，食物已進入十二指腸，則採用左側臥的方式比較好，可使食物繼續向前進遠離食道的方向，也因為這樣的原理，夜間睡前兩小時內不要再吃任何東西。

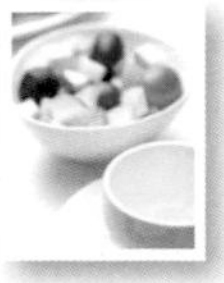

3-4 腹瀉

腹瀉可能是身體疾病所引起，如甲狀腺功能亢進、大腸腫瘤、糖尿病、大腸發炎、大腸激躁症等。「大腸激躁症」是一種特殊症狀，主要就是腸胃不正常蠕動的現象，它的症狀可能是腹瀉，但也有可能是便秘；而腹瀉通常發生在早晨，併發的肚子痛在腹瀉後就暫時消失了。造成這種現象的原因可能是飲食或者是情緒壓力，它不屬於一般腸胃發炎的疾病，也沒有特定治療的藥物，只能根據患者本身的症狀給予藥物舒緩。

許多人終其一生都斷斷續續有大腸激躁症發生，應該找出發生的原因，才能杜絕再次發生。若是壓力所引起，就要從改善壓力著手。

如果是由於吸收乳糖的能力差，喝牛奶之後常會拉肚子，這種現象就稱為「乳糖不耐症」，不妨改喝優酪乳，因為優酪乳的乳糖含量大約只有鮮乳的一半。

腹瀉也可能是被傳染的，常見的病原有諾瓦克病毒、大腸桿菌、痢疾桿菌、沙門氏桿菌等，傳染的途徑是受到污染的水或食物。另外有一種糞梭菌腹瀉，是由於長期使用抗生素，使腸道各種細菌失去平衡所引起。而輪狀病毒、腺病毒、流行性感冒可經由吸入患病者的飛沫、接觸口鼻的分泌物，或不小心吃到患者糞便污染的食物而感染。輪狀病毒常見於冬季，腺病毒感染則是在秋、冬、春季比較常見，諾瓦克病毒一年四季都可能發生。

輪狀病毒、諾瓦克病毒感染者的糞便一般不會帶血。大腸桿菌、沙門氏桿菌、桿菌性痢疾，糞便中可能帶血，腹瀉之外還有其他的症狀，桿菌性痢疾常併發嚴重肌肉疼痛，沙門氏桿菌會引起嘔吐、腹痛，如果是腺病毒感染還有喉嚨發炎、結膜發炎等症狀。若是已經得到傳染性的腹瀉，因腸道吸收乳糖及脂肪的能力最容易受損，要暫時停止食用乳製品及油膩的食物三到五天，讓腸道有休息的機會。

▼高纖維食物可減緩慢性腹瀉

我診療過許多糖尿病病患，他們之中大約百分之十有慢性腹瀉的問題，如果是糖尿病造成的腹瀉，把血糖控制好就會有幫助。除了降血糖的藥物之外，平常應該少吃甜食，多攝取高纖維食物如全麥、糙米、燕麥、各種葉菜等，並且每天要做中等強度的運動三十分鐘。

如果是因為大腸激躁症所引起的腹瀉，吃飯的時候就應該放鬆心情、細嚼慢嚥，不要攝取過多的油脂，吃適量的高纖維食物如青菜、全麥、燕麥、糙米，這樣對腹瀉會有幫助。如果是乳糖不耐症，可以循序漸進的方式改善，從每天喝牛奶或羊奶五十ＣＣ開始嘗試，如果沒有發生腹瀉，一星期以後就可以增加成一百ＣＣ，依此類推，讓腸道逐漸適應乳糖。

蓮藕也具有止瀉作用。一項研究發現，蓮藕的萃取物可以降低每天排便次數，而且使得糞便比較容易成形。蘋果、芭樂含有果膠而有止瀉的作用，煮熟的青香蕉對慢性腹瀉也有些幫助。

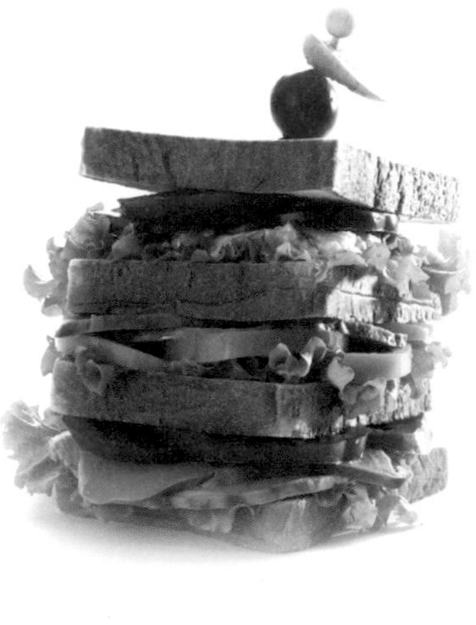

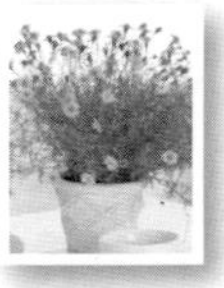

3-5 食道癌與胃癌

食道是食物經咀嚼後進入胃部前的把關，更需要細心呵護，避免刺激性食物傷害食道。寒冷的冬天裡，任誰看到熱呼呼的火鍋都會立刻食指大動，但是太過燙嘴的食物直接入喉，很容易造成舌頭的口腔黏膜、食道發炎疼痛，還容易使罹患食道癌與胃癌的機率上升兩到三倍！因此在享受美食時，建議不妨先將滾燙食物挾到碗中，稍涼後再往嘴裡送，如此一來既可品嚐美味食物帶來的幸福滋味，還能保護每天都得接收食物的食道和胃。

▼過度飲用碳酸飲料，小心！

許多人喜歡把可樂、汽水當水喝，尤其喜愛吃麻辣火鍋的人，可能常一口食物一口可樂，感覺那樣才算過癮。

清涼飲料入口時的確很暢快，但這樣其實對健康有很大的影響；碳酸飲料本身含有的碳酸氣會造成胃部膨脹，喝多時產生嗝氣情形，還可能造成胃酸逆流到食道，引起灼傷與發炎，有項研究指出，常喝碳酸飲料可能增加罹患食道癌的危險。因此建議，每次喝碳酸飲料不要超兩百ＣＣ，一天的總量勿超過三百ＣＣ，若發現有嗝氣現象，就是應該停止的警訊。

▼吃水果減肥更容易引發胃病

有些人為了減肥，正餐只吃水果，也有人提倡飯前吃水果，認為飯前吃水果比較不會妨礙吸收其他食物中的養分。究竟水果適合飯前吃？還是飯後吃呢？

在飯前吃水果要注意一些問題，如柿子或番茄含有大量的果膠、鞣酸、多酚等物質，空腹吃容易與胃酸發生化學作用，凝結成不易溶解的塊狀物，使胃裡的食物不易進入腸道而造成胃脹痛。如果在飯後吃，柿子或番茄所含的鞣酸等物質會被其他食物沖淡，比較不會造成硬塊。不適合空腹吃的水果像是鳳梨、山楂、李子、檸檬、柑橘類的酸性水果；因為酸性會與胃酸共同刺激胃黏膜，造成發炎疼痛，尤其有胃病的人更要注意。香蕉、香瓜、水梨等含有大量的鉀元素，如果空腹吃這些食物，會使血液中的鉀含量升高，腸胃蠕動不順利，造成腹脹。如果空腹食用，總量不要超過半個飯碗。飯後挑選維生素C、葉酸、多酚類、檸檬酸等成分多的水果，可以幫助鐵質吸收，及消除食物中不好的亞硝胺，以降低罹患胃癌的機會，水果中的纖維質也會抑制其他食物脂肪的吸收。

香蕉能預防腸胃發炎

前面提到便秘的時候可以吃香蕉，其實香蕉對於腸胃的好處不止於此，香蕉中含有一種能預防胃潰瘍的化學物質，它能刺激胃黏膜細胞的正常生長，產生保護的黏液，以增加胃黏膜的保護力。

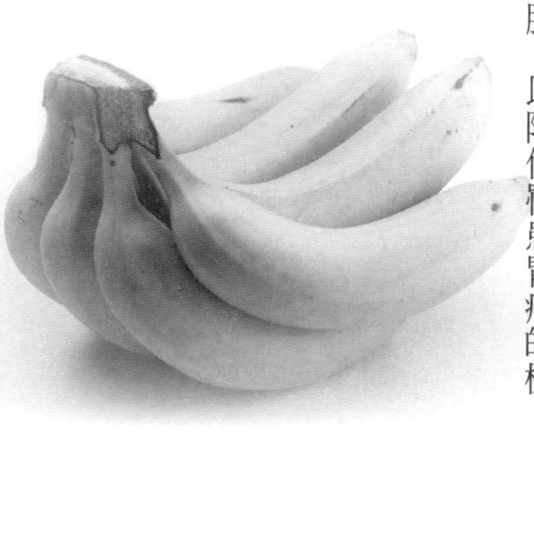

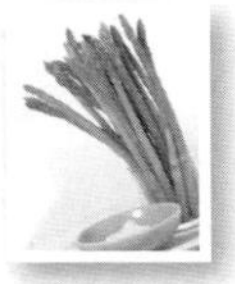

3-6 大腸癌

大腸癌包括發生在結腸、直腸和肛管內的癌症，醫學文獻指出：已開發的文明國家患病多於未開發國家，這與偏好食肉與高脂肪、缺乏蔬果攝取的飲食有關；當然還包括不良的生活習慣，像是缺乏運動、喝酒與抽菸，遺傳體質也有關。如果有大便帶血、腹痛、大便習慣改變、體重不正常下降，就應該立即就醫檢查。由於大腸癌和生活習慣密不可分，因此下定決心改變不健康的生活習慣，是遠離病症威脅的當務之急。

▼過度吃辣傷胃腸

適當的吃辣，對身體有益，但過度吃辣容易造成胃發炎，還是應該適可而止。在義大利有一項研究指出，如果給予沒有潰瘍而有胃痛的病人服用適度的辣椒粉末（每天約二點五公克），從第三個星期開始胃痛情形就會改善，疼痛指數會大約下降百分之三十。

也就是說，適量辣椒具有保護胃的效果，但是一旦過量，還是會讓胃部發炎。想知道是否攝取過量，可以拿口腔做測試，所謂不過量是指不會造成舌頭麻木疼痛的情形，如果口腔感到刺激，那表示也可能對胃黏膜產生類似的刺激作用，就要趕緊忌口。

▼食物要美味，不要「精製」

精製食物就是經過繁複人工處理程序的食物，像是把小麥磨成麵粉、稻米去殼、水果蔬菜榨成汁，都是食物精製化的手段。現代人常吃精製食物的結果導致膳食纖維不足，腸胃蠕動變得吃力，就容易造成便秘，罹患大腸癌的機會也上升。攝取適量的纖維素可減少大腸癌的機會，這是因為膳食纖維可增加糞便的體積，刺激腸道蠕動，減少糞便在腸內停留的時間，腸壁與糞便中有害致癌物質接觸的時間就會縮短，膳食纖維也可吸附致癌的物質隨糞便排出去。

▼腸道健康守護神——益生菌

市面上有許多優酪乳都強調產品中含有益生菌，廠商也大大地宣揚它的好處。然而究竟什麼是「益生菌」呢？原來在我們的身體裡有各種菌種，有些對人體有害、有些對人體有益，對身體有益的細菌統稱為「益生菌」。藉由好菌可維護腸道內微生物生態平衡，促進健康。有些益菌可消化乳糖，改善有乳糖不耐症的人喝牛奶後腹脹和腹瀉等問題。

人類使用益菌來加工食物的歷史非常久，像是酸羊奶、酸馬奶、優酪乳、乳酪、味噌、納豆、紅麴、臭豆腐、泡菜、酵母等。但並不是每個菌種都對人體有顯著的幫助，其中較多研究證實具效用的，有嗜酸乳桿菌（Lactobacillus acidophilus，即俗稱的Ａ菌）、比菲德氏菌（Bifidobacterium sp.，即俗稱的Ｂ菌）、凱氏乳桿菌（Lactobacillus casei，即俗稱的Ｃ菌），保加利亞乳桿菌（Lactobacillus bulgaricus）、嗜高溫鏈球菌（Streptococcus thermophilus）等。

▼益生菌的食用時機

腸道中益生菌的種類愈多，愈可以維持微生物之間的平衡。不過這些益生菌種也不可攝取過多，因為不是所有人的體質都適合各種好菌，有些人攝取某些菌種後可能會產生腹瀉、便秘，腹脹等不舒服的症狀。我建議在攝取這些益生菌的時候，可以先嘗試服用三天，如果出現以上症狀，可能代表這種益菌跟自己腸道不相合，那就換另一個菌種，等一個月後再吃回原先這一種，看看身體是否能再適應。酒、醋、辛辣類調味料可說是益生菌的殺手，容易使益生菌死亡，食用這類食品後，最好相隔三小時以上再補充益生菌。而如果有服用抗生素等藥物的人，在服藥前後的兩小時內不適合補充益生菌，否則益生菌會被抗生素消滅，而失去效用。

含硝酸鹽的加工食品少吃為妙

香腸、臘肉、火腿等含硝酸鹽的加工食品會使益生菌死亡，常吃這些食物對身體並不好。有一陣子坊間流傳這樣的說法：吃完烤香腸後，不要喝優酪乳或養樂多，否則容易致癌，那是因為硝酸鹽與優酪乳的蛋白質會起化學作用，形成致癌物質亞硝胺。因此，剛吃完這些含硝酸鹽的加工食物，應該相隔四小時以上，再補充益生菌。

第4章

過濾毒素，肝膽互相一把罩！

肝臟是人體最大的腺體，它幾乎參與所有體內重要的新陳代謝，如儲存與使用蛋白質、醣類、脂肪，將藥物與毒素轉變成毒性較小、易溶於水的物質，然後排出體外，肝臟功能如果出了問題，就難以調節體內營養素，而且會累積毒素，體力也會受到影響。

自古以來，東方國家就有許多人罹患B型肝炎，有許多歷史名人更死於肝病，因此「保肝」藥方非常盛行，坊間也流傳不少偏方。

成年人中B型肝炎患者高達百分之十五，我國自從二十多年前，對嬰幼兒全面施打B型肝炎疫苗後，年輕罹患者已明顯下降。但是，根據二〇〇九年衛生署公佈的統計資料顯示，台灣十大癌症死因，肝癌已高居男性癌症第一位，也高居女性癌症第三位。

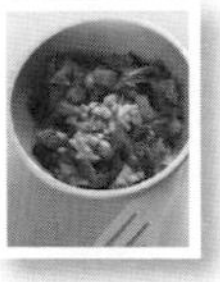

4-1 酒精性肝病

一般人每二十四小時身體最多能代謝酒精一百公克，如果飲酒量超過代謝能力，酒精本身和它轉變成的乙醛，對肝細胞的毒性就會明顯增加，兩者都會促進合成脂肪、減少消耗脂肪，而導致脂肪肝。另外，酒精還會使腸道內壞菌增加，壞菌分泌毒素之後則傷害肝臟。如果肝細胞反覆發生脂肪變性、壞死、再生，則稱為酒精性肝病，會進展成肝纖維化、肝硬化。

在歐美國家，重度飲酒或酒精中毒的患者很多，酒精性肝病是死亡的主要原因之一，在現代社會，勞累外加過量飲酒導致酒精性肝病致命的案例層出不窮。另一方面，女性的飲酒人口也有增加的趨勢。要避免傷肝，每天喝酒的量就要有所節制，葡萄酒不要超過一百CC、啤酒不要超過三百CC，如果是烈酒不要超過三十CC。

▼女性喝酒，肝臟損傷最嚴重

女性喝酒的比例雖然比男性少，但喝酒對女性的傷害比較大，一部分原因是女性的胃分解酒精的能力比較差。男性胃中有較多分解酒精的酵素，而女性胃中只有男性的一半，因此如果喝相同量的酒，女性肝臟的酒精負擔會較大。

女性的肝臟佔身體的比例卻比男性大，清除體內酒精的速度快百分之三十三，但這仍然是不利的因素，因為代謝酒精的速度快反而更加造成肝臟的損傷。

健全肝細胞功能的洋蔥

甲硫胺酸是一種含有硫的胺基酸，人體不能自行合成，需要靠食物才能獲得。這種營養素對抵抗肝臟脂肪氧化很重要，可以幫助合成卵磷脂使肝臟細胞膜功能健全。

甲硫胺酸也能夠消除酒精產生的自由基，當甲硫胺酸不足時，肝臟的功能比較容易被酒精與脂肪所傷害。如果有飲酒習慣的人，補給含甲硫胺酸的食物，包括菠菜、馬鈴薯、玉米、洋蔥、大蒜、芝麻、核桃、乳製品、蛋、魚、肉類……等，可以減少傷害。

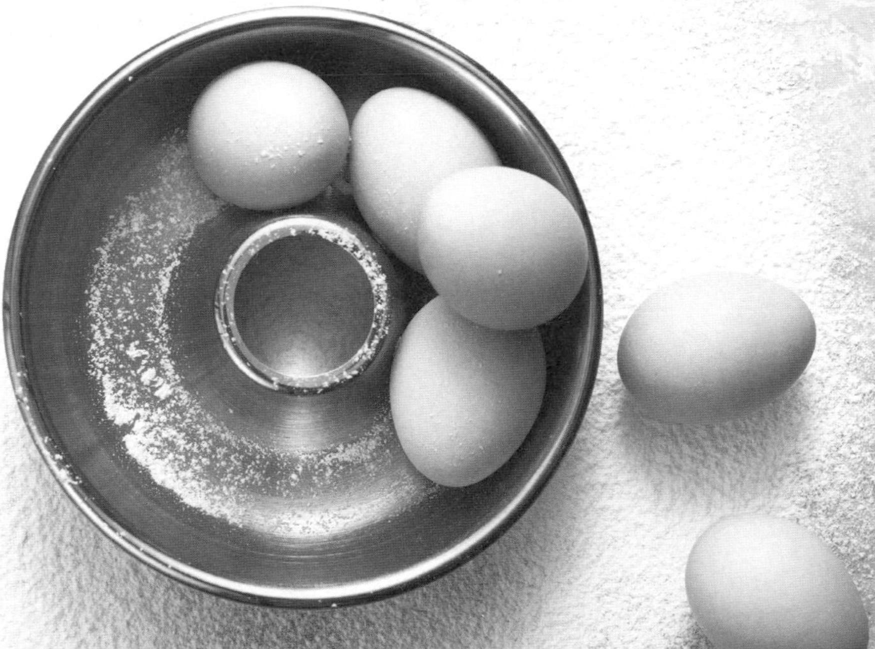

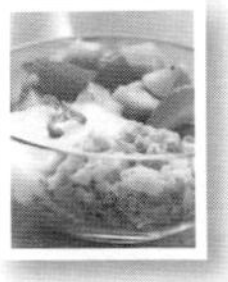

4-2 膽囊癌

有膽結石的人，罹患膽囊癌的機率高於沒有膽結石的人。此外，膽發炎的刺激，也可能引發膽囊癌。

膽囊癌雖然不常見，但是致死率很高。肥胖的人比較容易發生膽囊癌，如果想降低發生率，每天最好運動三十分鐘，以減少膽囊累積過多的脂肪。

此外，飲食的內容也很重要，要盡量少吃肥肉與內臟，多攝取蔬菜與適量的水果。有一項研究指出適量攝取蘿蔔可降低大約百分之四十的罹患率，不要吃太多的牛、豬、羊等紅肉，否則會增加罹患膽囊癌的機會。

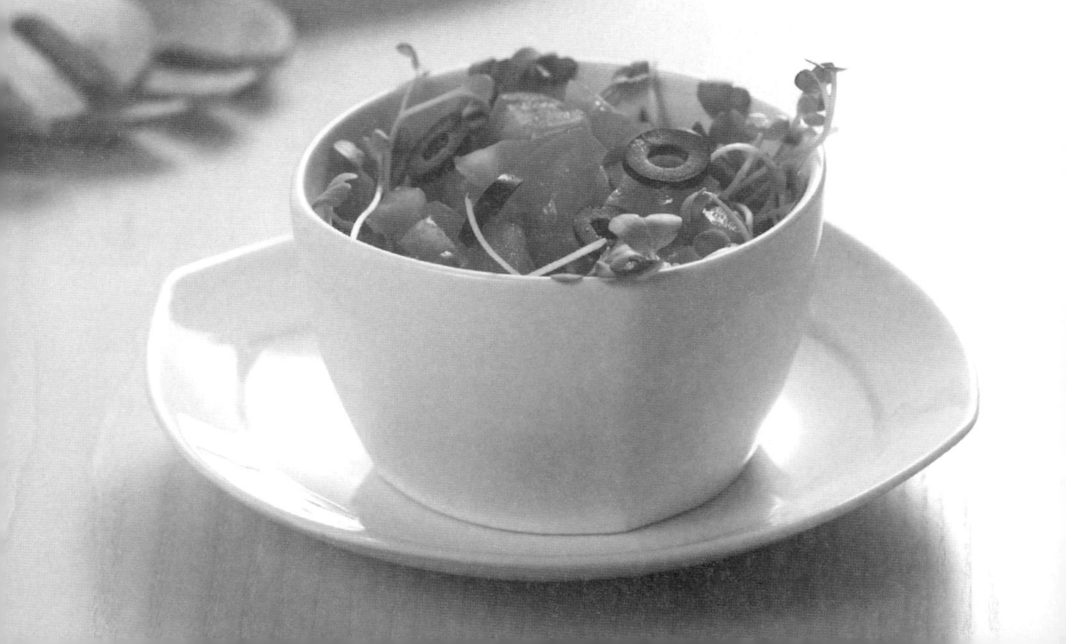

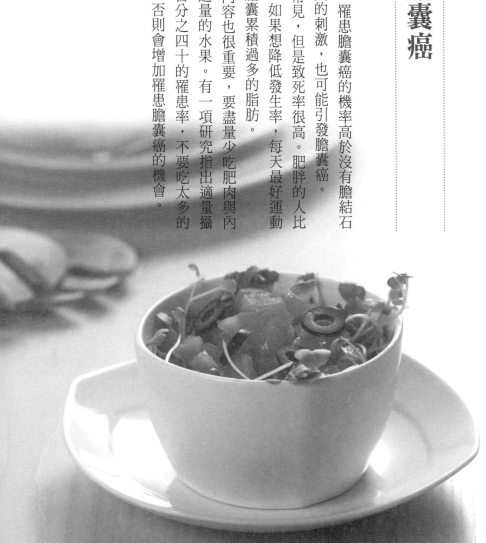

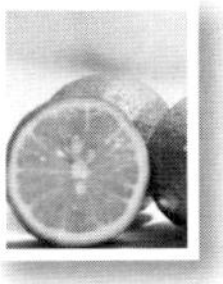

4-3 膽結石

如果吃太多的動物脂肪，會使膽汁成分容易沉澱，而導致膽結石。一般膽結石多是由於攝取高熱量、高膽固醇的食物所引起，而且如果有家族遺傳這種病史的人，也比較容易罹患膽結石。

膽結石一般沒有特殊症狀，有許多人是因為做健康檢查時才發現有膽結石的問題。膽結石一般的症狀比較溫和，可能沒有感覺，也可能偶有上腹部脹氣或消化不良的感覺，只有在急性的時候會發生上腹部膽絞痛的症狀；並不是所有膽結石的患者都需要開刀取出結石。不過，膽結石也會引發其他疾病，像是膽囊炎、急性胰臟炎，所以還是需要定期追蹤。

▼減少膽結石的健康三原則

1〉低脂

少吃肥肉、內臟、油煎、油炸的食物，可以選用低脂牛奶、雞、鴨、牛、豬的瘦肉，以減輕膽囊的脂肪負擔。而攝取橄欖油、玉米油、黃豆油、菜籽油、杏仁、腰果、核桃、魚等不飽和脂肪，則可降低罹患膽結石的機會。

2 多樣蔬果

蔬菜、水果、全穀類、豆類等食物中所含的高量纖維質，可以在腸道內吸附膽酸（膽汁的主要成分），使它隨糞便排除，這些膽酸不會被小腸回收再利用，於是膽汁中的膽酸就減少，不容易沉澱，減低膽結石的發生率。

有一項研究指出，攝取適量的蔬菜以及全穀類可以降低膽結石百分之三十的發生率；青椒可降低膽結石機率百分之四十五。水果中的果膠及纖維素也可調節膽汁的成分，使膽結石發生率減少大約百分之五十。另外，深色蔬菜中含豐富的胡蘿蔔素和維生素E，有抗氧化的作用，使膽汁的成分不易氧化沉澱，對減少膽結石也有幫助。

3 三餐要定時

有人主張，只要遵循中國人「吃飯皇帝大」的原則，就可以減少膽結石上身的機會，這是為什麼呢？這是因為用餐時攝取的油脂可以刺激膽囊的收縮，使膽汁定時排除，如此則膽汁不會過度濃縮而減少膽結石，所以空腹時間不應該超過八小時。

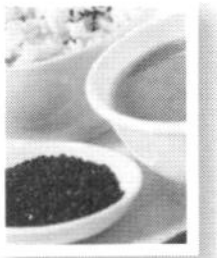

4-4 脂肪肝

脂肪肝，顧名思義就是肝臟中囤積過多脂肪，肝臟中油脂過多會導致發炎。在了解脂肪肝的形成原因之前，讓我們先對「脂肪」有初步認識。

人類為了應付長期找不到食物的困境，所以會把多餘的醣類轉變為脂肪貯存在身體內，以供飢餓的時候使用。脂肪會貯存在脂肪細胞裡，有需要的時候，人體就會把脂肪加以分解得到能量，但是如果堆積多了，脂肪細胞的尺寸也就跟著增加，造成肥胖。脂肪肝的形成，主要是因為肝臟中堆積太多的三酸甘油脂而導致慢性發炎，這麼一來，肝臟的外觀就會由正常的暗紅色變成如豬油般的黃色。當脂肪過多會溶入血液流經全身，血液中的中性脂肪或膽固醇異常增加時，就稱為「高血脂症」，肝臟若貯存大量的脂肪，就形成了「脂肪肝」。

只有胖子才會有脂肪肝嗎？

一般人常以為，只有肥胖者身上囤積的脂肪太多了，才會囤積到肝臟，形成脂肪肝。這個想法很有趣，但不完全正確。造成脂肪肝的原因有很多，包括喝酒過量、肥胖、高血脂、糖尿病、遺傳體質、毒素、過量攝取動物油脂等。另外，缺乏運動也會導致肝臟脂肪囤積。

▼消除脂肪肝的大功臣

膽鹼與肌醇能保護肝膽。膽鹼並不是維生素，但常被歸類為維生素B，人體每天的需要量大約為四百到六百mg。膽鹼可形成卵磷脂，有助於肝細胞產生能量，可以乳化膽固醇使它不易形成膽結石。膽鹼也能使肝細胞膜更穩定而不易受到傷害，幫助肝臟排除毒素，它可形成一種脂蛋白，把肝臟中多餘的脂肪轉移到別處利用，減輕脂肪肝。缺乏膽鹼會造成肝功能不良、肝發炎、肝臟中脂肪聚集、肝硬化等問題。

提到膽鹼，也要一併提到肌醇。肌醇是一種營養素，人體可以自行製造，也可由食物中攝取。肌醇如果結合六個磷酸鹽，則稱為六磷酸肌醇，會與膽鹼共同協助肝臟的脂肪代謝，而預防脂肪肝。另外，肌醇也可幫助修復受損的肝細胞膜。

▼哪些食物中有膽鹼和肌醇？

根據數據顯示，每一百公克蛋黃含膽鹼高達六百mg、而雞肝約兩百mg、牛肉五十mg、雞肉約六十mg、豬肉五十mg、黃豆製品三十mg。不過要注意的是，這些膽鹼含量較多的食物，大多膽固醇含量也高，而過量的膽固醇反而會傷害肝臟，應控制食用量。只有黃豆不含膽固醇，是攝取膽鹼不錯的選擇。而含肌醇豐富的食物，有全麥、糙米、燕麥、腰果、杏仁、核桃、豆莢、黃豆、綠豆、紅豆、甜瓜、西瓜、柑橘類……等。

▼促進脂肪酸分解，減少肝脂肪囤積

許多植物油如紅花子油、黃豆油、菜籽油、芝麻油……等，含有亞麻油酸可以改善脂肪肝，所以平時不妨用一些植物油炒菜。此外，也可直接攝取含有亞麻油酸的食物，如豆類、金針菇、木耳、核桃、芝麻……等。黃豆中含有的磷脂類可抑制肝臟儲藏脂肪，適度吃些豆漿、豆腐、豆干之類的黃豆製品，對健康有益。最近有一項研究指出，攝取魚類的油脂，可以使肝臟減少合成三酸甘油脂而改善脂肪肝，進而降低肝臟發炎及纖維化。在蔬果的部分，蘋果、芒果、芹菜、木瓜、山藥、牛蒡、綠茶含有豐富的抗氧化物質，可減少肝脂肪囤積。

▼芝麻素能防止細胞老化病變

芝麻餅、芝麻湯圓、芝麻油中含有芝麻素，能促進肝臟脂肪酸分解，避免脂肪囤積造成傷害。而芝麻同時也具有抗氧化的成分，能增加肝臟中的榖胱甘肽和甲硫胺酸，防止細胞老化病變，另外芝麻素也提升體內維生素C、維生素E抗氧化保肝的能力。

▼幫助過濾排毒、新陳代謝的榖胱甘肽

榖胱甘肽由三種胺基酸組合而成，包括榖胺酸、半胱胺酸、甘胺酸。肝細胞內本身就含有高濃度的榖胱甘肽，這個物質可以清除自由基，避免肝臟受傷；而榖胱甘肽也可與各種有毒物質結合，讓它們較易溶於水以方便排除。在哪些食物中含有榖胱甘肽呢？答案就在深色

蔬果中。穀胱甘肽也可由食物攝取，因為身體內原有合成穀胱甘肽的能力，會隨著年紀變大而逐漸降低，而且在缺乏休息、生活壓力大的時候也容易不足。這時候，我們可以補充一些穀胱甘肽含量較為豐富的食物，例如肉類、動物肝臟、魚、貝類、乳製品、深色的蔬果、麥胚芽、玉米、青花菜、蘆筍、酪梨、番茄、草莓、柑橘類等。

▼維生素B與葉酸有助新陳代謝

維生素B群有助於肝臟的新陳代謝，可以協助處理醣類、蛋白質等營養素，使肝臟移除過多的脂肪，因此可降低脂肪肝與肝硬化的發生率。另外，肝臟中如果同半胱胺酸偏高會造成肝功能受損，補充葉酸（維生素B9）、維生素B6、B12能夠降低肝細胞中同半胱胺酸的濃度。葉酸存在於許多食物中，尤其是綠色的蔬菜葉子，因此稱它為葉酸。葉酸含量豐富的食物有：小麥胚芽、蠶豆、扁豆、豌豆、葵花子、青花菜、甘藍菜、青江菜、茼蒿、菠菜、萵苣、蘆筍、柑橘類……等。葉酸和許多維生素一樣懼高溫，所以要避免過度烹調的問題。

維生素B6在酵母菌、肝臟、全穀類、牛肉、豬肉、雞肉、豬肝、魚、蛋、豆類、花生、馬鈴薯、香蕉、火龍果中含量比較多；肉類、豬肝、豬腰、紫菜、綠藻、味噌、酵母則含有豐富的維生素B12。

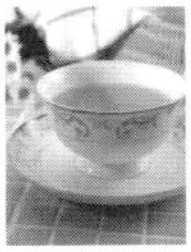

4-5 Ｂ、Ｃ型病毒性慢性肝炎

一般人得到肝癌的機率大約是十萬分之一，但是如果感染到Ｂ型肝炎或是Ｃ型肝炎，則罹患肝癌的機率會快速的上升到千分之一，此時除了藥物治療之外，良好的飲食對降低肝癌發生率也有幫助。

由於肝臟的痛覺神經並不發達，因此當我們感覺不舒服時，其受損的程度大多已經非常嚴重了。有Ｂ型或Ｃ型肝炎的人，應該至少每六個月至門診接收肝臟超音波及血液檢查。

現在已有許多藥物可治療病毒性肝炎，如干擾素等藥物可治療Ｂ型或Ｃ型肝炎，效果良好。罹患肝炎的人不必過於緊張，應先至醫院請醫師評估狀況，及採用最恰當的治療方式。

坊間有許多號稱對於治療肝炎有益處的補給品，也有人強調某些食物可以完全治療肝炎，我希望大家了解一個觀點，那就是：飲食或營養品只是處於輔佐的角色，身體健康還是要透過正確的診斷和治療。

▼肝癌患者中Ｂ、Ｃ型病毒性慢性肝炎佔八成

肝癌佔癌症死亡原因前十名，而肝硬化是肝癌的重要原因，一旦慢性肝炎形成，約十五到二十年可能出現肝硬化。目前國人Ｂ肝帶原人數大約有三百萬人，Ｃ肝帶原者大約有五十

萬人。但是要知道，並不是所有帶原者都會形成慢性肝炎，Ｂ肝帶原演變為慢性肝炎的機會約百分之二十到三十，Ｃ肝帶原演變為慢性肝炎的機會約百分之四十到五十，所以即使為帶原者，也不需要過度緊張，只要慎重照顧好自己的肝臟，一樣可以像一般人過著健康的生活。

有一項調查指出，國內每年約有一萬多人死於肝病。目前國人肝硬化、肝癌的病例，大約有百分之八十源自於Ｂ、Ｃ型病毒性慢性肝炎，而百分之二十則由於酒精、藥物、毒物等因素引起。目前Ｂ型肝炎的病例雖然已經減少，但是由於生活物質條件的改善，許多人常吃高脂肪食物，而且缺乏運動，加上喝酒過量，使得脂肪肝的病例又急劇增加，因此保護肝臟仍然是每個人重要的健康議題。

▼綠茶中的兒茶素能抗肝癌

一般茶葉，像是烏龍茶、紅茶、普洱茶，在製作過程中會先經過發酵的作用，使茶葉中的成分轉變，葉片也由綠色轉變成褐色，萃取出茶葉中獨特的香味。

而綠茶比較特別，它是將摘採下的葉片立即加熱乾燥，使葉片的酵素失去活性，讓其中的成分不發酵，而保有綠色。這就是為什麼許多人都推崇綠茶，因為綠茶的天然成分保存較多，對健康的科學研究也較多。

綠茶含有豐富的維他命Ｂ群，可以去除肝臟中過多的脂肪，而其中的維生素Ｃ、Ｅ、胡蘿蔔素、兒茶素等，能夠移除傷害肝臟的自由基。兒茶素是綠茶具有澀味的主要來源，它可以幫助肝臟處理多餘的脂肪，並抑制腫瘤血管的生長，對減少肝癌也有幫助。

而洛神花茶也對肝臟有保護的作用，原因就在於它含有豐富的原兒茶酸、花青素、黃酮類，可清除傷害肝臟的氧化壓力物質。不過，洛神花茶是較酸的飲品，最好在飯後飲用，以免造成胃部不舒服，每天飲用不要超過三百ＣＣ。

▼遠離戴奧辛，注意身邊污染食物

食物中如果含有戴奧辛或是黃麴黴菌，也會增加肝癌的發生率，這兩項壞東西是造成肝癌的隱形殺手！

戴奧辛是一群氯化聯苯的總稱，具有對熱穩定、耐酸鹼、水中溶解度低等特性。一旦形成之後，在環境中非常難分解，會經由食物鏈，積存濃縮在各種生物體內。在動物體內多積存於脂肪內，難以分解，而且需要長時間才能排出體外。

進入人體的戴奧辛大約百分之九十來自於受污染的食物，很少由皮膚或呼吸道的途徑吸收。非常少量的戴奧辛就可造成毒性，所以稱它為「世紀之毒」。戴奧辛造成的問題有像嚴重青春痘的氯痤瘡、色素沉著、臉上長毛、肝功能受損、肝硬化、肝癌……等。

台灣四面環海，海產佔每天食物中相當大的比例。有一項研究指出，國人攝取戴奧辛的食品來源，超過百分之三十是來自大型深海魚，例如鮪魚、旗魚、鱈魚、鯊魚……等，會有這樣的結果，主要原因是大型魚類會攝取較多的食物，體內累積的戴奧辛也就多。

減少戴奧辛的正確吃法

有一項研究指出，柑橘類所含的類黃酮可改善戴奧辛所造成的肝損傷。深海魚雖然富含ＤＨＡ等有益健康的成分，但是也不要過量攝取，可多選擇三十公分以下的小型魚，因為小型魚體內戴奧辛累積濃度會一般比大型魚低。由於戴奧辛主要積聚在脂肪中，應該少吃雞皮、鴨皮、豬肥肉、牛肥肉……等食物。

▼四處潛藏的隱形殺手——黃麴毒素

黃麴毒素隱藏在許多發霉的食物中，肉眼不見得看得出來，而它不僅會造成肝功能受損，更會誘發肝癌。

食物中若有黃麴黴菌孳生時，就會產生黃麴毒素。有一項調查發現，如果生活環境中受黃麴毒素污染的程度愈高，當地的肝癌發生率也就愈高。如果原本就是Ｂ型、Ｃ型肝炎患者、過量飲酒者，吃了黃麴毒素則罹患肝癌的風險會更大。

一般常提到的含黃麴毒素食品是發霉的花生，其實許多食品如果保存不良也會產生黃麴毒素，像是：稻米、小麥、燕麥、堅果類、豆類、乾貨類、辛香料、醃漬類食品、地瓜粉、麵粉、咖啡豆……等。要注意的是，黃麴毒素對熱安定，一般煮食的方式如蒸、煮、炒並不能消除它。

要防備黃麴毒素的侵害，保存食物的方式是很重要的。穀物也要避免儲存過久，可依照家中的食用量，選擇適當大小包裝，購買時選擇製造日期最新鮮、真空包裝的米、豆、麥、五穀雜糧及其製品，並從外觀觀察是否有發霉。食品包裝如果有破損或顏色改變，就不可以食用。打開真空包裝後，防水防霉的保護就已經喪失，因此每次使用後都要用夾子把開封處夾緊，放進冰箱中冷藏，並在有效期限內吃完。

食物如果過期，就不可以再食用；即使沒有過期，若已經有發霉現象，也應該丟棄。千萬不要因為覺得可惜而把食物沒發霉的部分吃掉，因為外觀看起來也許還正常，但其實菌絲已經在食物內生長了。

此外，最好少吃含較多黃麴毒素的內臟、醃漬物、乾貨食物。如果要吃這些食物，要選擇有合格認證的廠牌，因為他們的農作物收成、運輸、貯藏、真空包裝等過程，比較可以達到良好的食品檢驗標準，而避免黃麴毒素。

蔥、大蒜、高麗菜、洋蔥、甘藍芽所含的有機硫化合物，可減低黃麴毒素對肝的傷害。蓮子的抗氧化物質，也可以減輕黃麴毒素造成的肝損傷，多吃這些食物可以對抗黃麴毒素。

▼小心環境裡的砷毒與鉛毒

砷在進入人體後，會影響肝細胞呼吸及酵素新陳代謝的作用，增加罹患肝癌的機率；砷也會降低肝臟排除油脂的能力，造成脂肪肝。砷中毒的症狀為掉頭髮、灰指甲、肌肉疼痛、嘴巴有蒜頭味、食慾降低、想吐……等。

有些農藥含有砷，所以切記要將蔬菜水果清洗乾淨後再吃，而中藥的雄黃也含有砷，因此雄黃酒並不適合經常飲用。

而鉛這種毒素會抑制肝臟合成蛋白質，影響肝臟的新陳代謝，而導致脂肪肝、肝發炎之類的問題。體內如果鉛過量會產生一些症狀，如容易疲倦、記憶力變差、食慾降低、口中感覺有金屬的味道、晚上睡不好。

生活中鉛的來源為受污染的水、殺蟲劑、化妝品、染髮劑、顏料、陶器、染色玻璃、彩色瓷器、鉛水管、焊接材料、舊油漆、電池、汽車廢氣……等。

身體中缺乏鈣質或鎂元素的人，對鉛的吸收會比較多而且較快，如果每天補充足量的鈣和鎂，如乳製品、豆類、蔬果等，可以改善鉛過多的問題。

▼降低砷累積的好食物

可幫助排除砷的蔬果不少，例如全麥、糙米、燕麥含有維生素B，豬肝、豬腰、紫菜、味噌、酵母含有維生素B12、硫辛酸，青花菜、花椰菜、菠菜、青江菜、柑橘類、葡萄、馬鈴薯、番薯等含有硫辛酸、葉酸，可以減少砷累積在體內。

體內如果砷含量增加，對化學物的刺激會變得比較敏感，比較不能忍受汽車廢氣或香水等，我們可以經由頭髮、血液、尿液等檢查了解體內的砷是否過量，如果確定體內砷過高，可使用排砷的藥物。

鐵質補充勿過度

在第一章中，我們提到適度的鐵質補充幫助腦部功能，但同樣的，攝取過多鐵卻會對大腦產生副作用，不只傷害腦部甚至還會傷害肝臟。

許多年輕女性有缺鐵性貧血，應該補充鐵質，但是有些人尤其是中年之後的男性，鐵質卻太多了。一般可藉由檢查血液中鐵蛋白的量，得知鐵到底是太多還是太少，鐵質過多會傷害肝臟，甚至導致罹患肝癌的機會上升。

如果鐵質太多的人，不要吃過量含鐵質豐富的牛、豬、羊肉、動物內臟等，吃飯時偶爾可搭配約兩百到三百CC的茶、咖啡、薰衣草茶、洋甘菊茶等，這些飲料含有多酚，會與鐵結合而降低吸收率大約百分之二十到三十。

除此之外，全麥、糙米、燕麥所含的纖維質，也有降低其他食物鐵質吸收的作用。

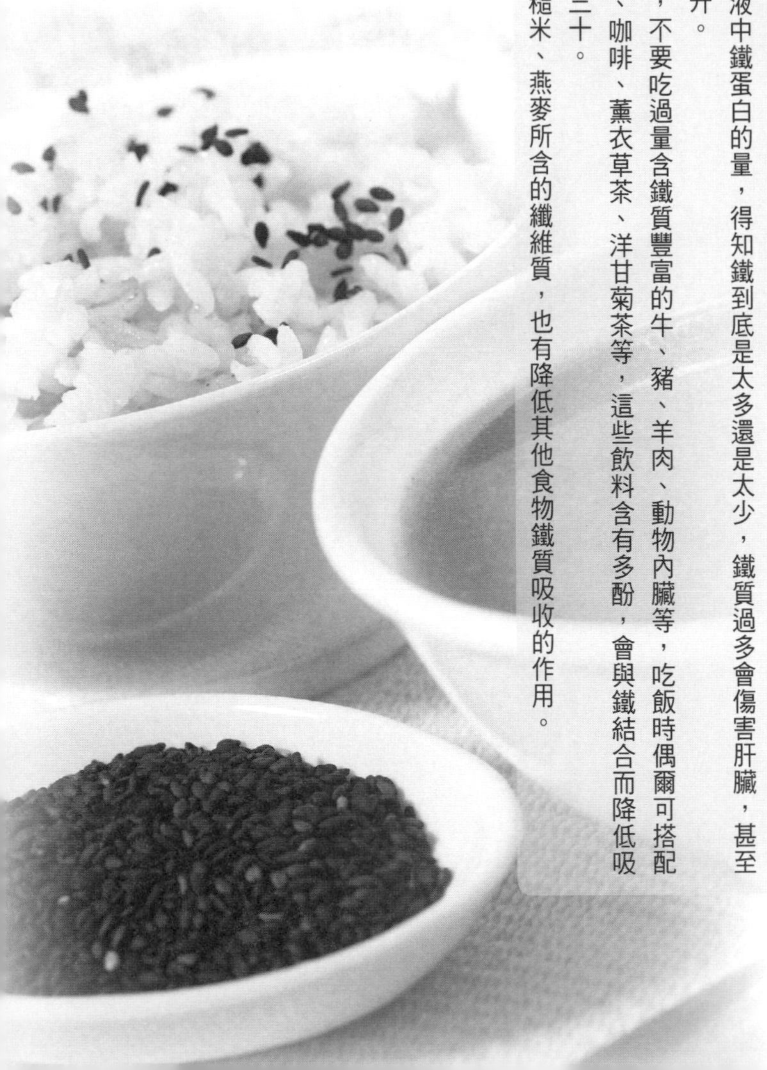

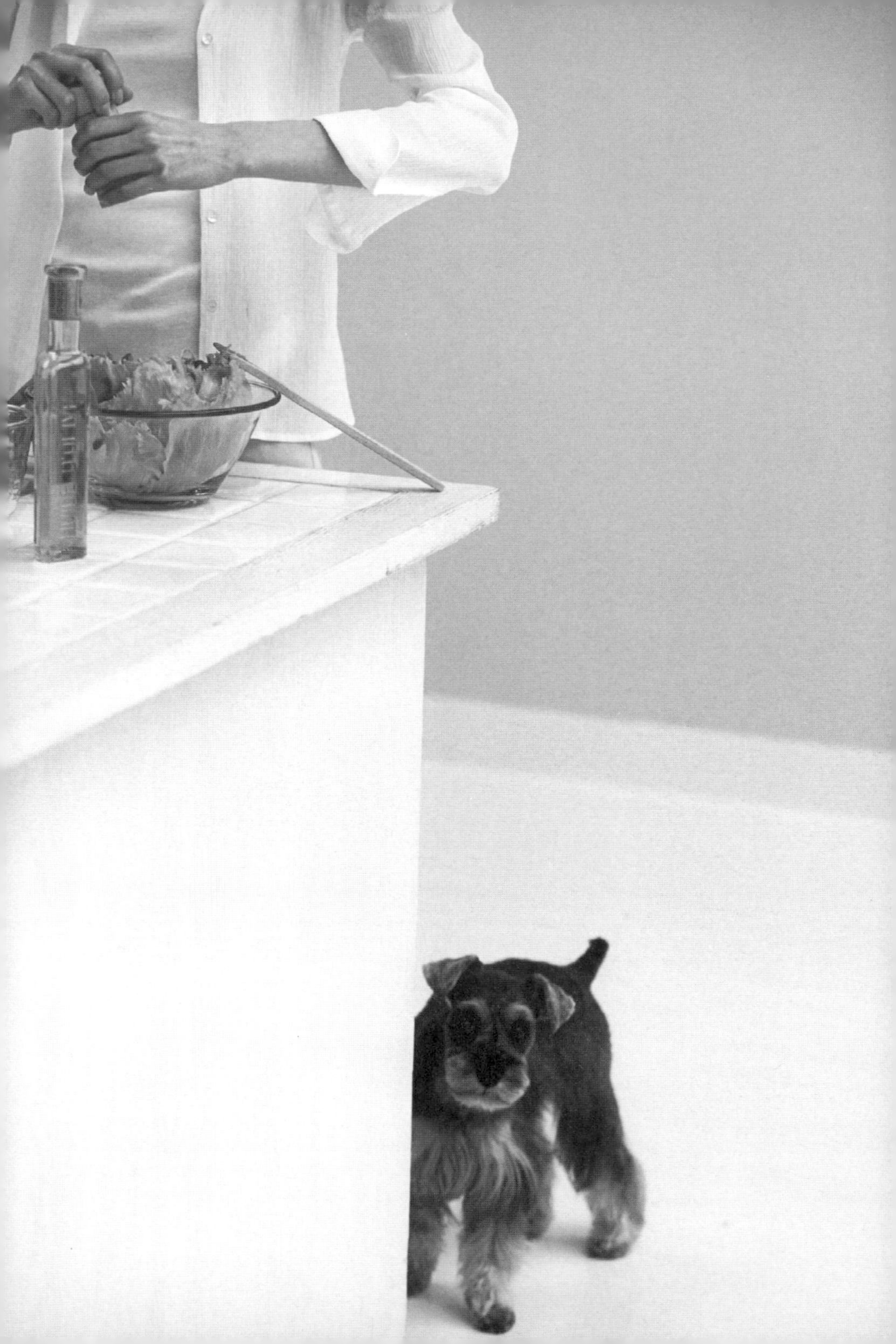

第5章

小心護「腎」，擊退腎臟疾病！

談起腎臟方面的毛病，相信最直接聯想的應該就是「洗腎」；根據台灣腎臟醫學會統計，雲嘉南地區每百萬人口有五百多人罹患尿毒症，每年新增的洗腎人口，更是高居世界第一。目前全台洗腎人口已高達五萬多人，每年洗腎人口還以百分之六的速度繼續成長，尿毒症儼然繼B型肝炎後成為台灣的新「國病」。

腎功能雖然會隨著年紀愈大而逐漸退化，但讓腎功能明顯受損、無法正常運作的主要原因，為糖尿病與高血壓。另外還包括：鉛中毒、泌尿系統的感染或阻塞（像是尿路結石、膀胱炎、尿道炎、攝護腺肥大）、發霉食物的赭麴毒素、使用過量止痛藥與不明成分偏方等等，長期接觸毒素都可能造成腎臟的病變，面對每天替我們排除尿液與毒素的腎臟，更應該細心呵護與保健。

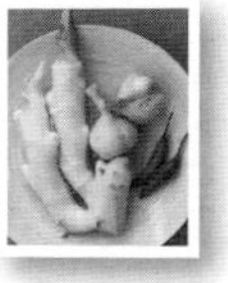

5-1 腎小管病變

鉛會破壞腎臟小管的結構，使腎臟排泄有毒物質的功能逐漸受損。在生活周遭潛藏著不少含鉛的致病危機，例如早年的老舊社區所埋設的自來水管就被發現含有鉛成分，如果對管線有疑問，可以加裝具有能過濾鉛的濾水器，減少鉛中毒機會。

生活裡有許多物質都可能藏有高含量的鉛，以至於造成慢性鉛中毒。像是美國近年檢測市售產品發現，一些觀賞蠟燭的燭芯部分含有鉛，所以燃燒蠟燭時要注意通風是否良好；有些像是紅丹、蜜佗僧、八寶散、驚風散等成藥，鉛含量也經常偏高；女性使用的口紅化妝品，未經檢驗合格的玩具、油漆、塑膠袋上的彩色字體、彩色糖果紙，都要注意是否含有高量的鉛。

如果身體同時出現不明原因的貧血、腹痛、腎功能異常、記憶力衰退或意識障礙、四肢末端麻木感，或是長期身處鉛中毒的高危險環境中，則必須高度警覺，懷疑可能為「慢性鉛中毒」的可能，須立即檢驗。

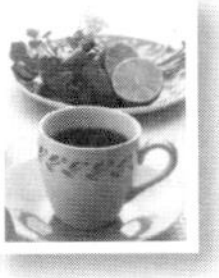

5-2 尿路結石

腎臟負責每天的排尿工作，如果礦物質在泌尿系統中形成的結石，阻塞了腎臟排尿的出口，就會造成腎臟水腫或感染。因此抑制尿液中的礦物質沉澱，是減少尿路結石的不二法門。

▼少草酸、少肉、少鹽分

草酸由腎臟排出時會與鈣質結合，而增加結石的機會。有些蔬菜含有比較多的草酸，例如莧菜、芥藍菜、菠菜等，每天食用的總量不要超過半個飯碗，而食用後也要記得攝取充足的水分，避免尿液中的尿酸濃度太高。

水果中的楊桃也含有較多草酸，同樣容易增加腎臟的負擔和結石的機會，因此建議每天食用的量不要超過半個，吃的時候多補充水分，如果本身腎功能不佳、排除水分的能力較差的人，則最好不要吃。

攝取過多的鹽分，排泄時會同時排出鈣質與草酸，增加腎臟排泄的負擔，過多的肉類其新陳代謝的產物會使腎臟排出鈣質的量變多，而增加結石的機會。

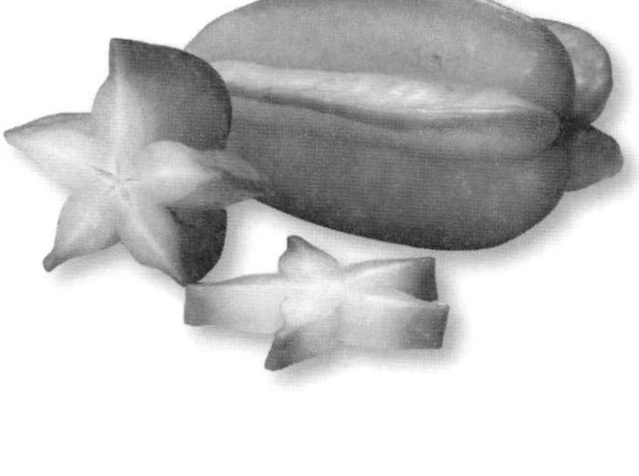

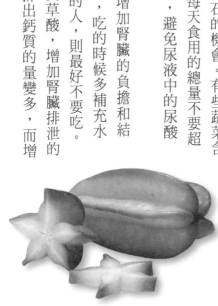

鹽分（即鈉離子）和男性荷爾蒙會加速草酸從尿中排出；而女性荷爾蒙則會減少草酸從尿中排出，因此男性若吃太鹹導致結石（草酸鈣的結石）會比女性更明顯，甚至為女性的兩到三倍。

▼多喝水真的能排掉尿中的礦物質嗎？

多喝水能增加排尿量，使尿中的礦物質不容易沉澱，是預防尿路結石簡單又有效的方法。喝水可是有學問的，健康喝水應該要慢慢喝，每一次喝水的量不應該太多，以免增加腎臟的負擔。通常一般人每天應該喝兩千到兩千五百ＣＣ的水分，對於曾經患有結石的人，不妨將每日補充水分增加至兩千五百到三千ＣＣ。

如果一次灌進超過五百ＣＣ的水，以超音波檢查會發現腎臟出現水腫的現象，狂飲對腎臟的傷害是很大的，每次喝水不要超過三百ＣＣ（約一個馬克杯的水量），如果還是覺得口渴，不妨經過三十分鐘後再補充三百ＣＣ。

尤其夏天天氣炎熱或是運動後，容易大量流失水分，一旦忘記補充水分，身體不自覺的缺水可就不妙了。如果想知道自己每天攝取的水分是否足夠，可以利用最簡單的「自我尿液檢查法」，從尿液中檢查自己尿液的顏色，如果變得比啤酒還黃，就代表攝取的水分不足，身體出現缺水現象，這時就知道需要增加每天的喝水量了。

▼檸檬酸與纖維質能預防結石

適量食用富含檸檬酸的橘子、柳丁、檸檬、葡萄等水果，可以抑制尿液中的礦物質沉澱，減少尿路結石的機會。而食物中的纖維質也同樣有預防結石的作用，像是黃豆、全麥、糙米的纖維質就很豐富，能使尿液中流失的鈣大為減少。曾經有項進行長達三年、測試將近兩百位結石患者的研究報告指出：如果給予這些患者稻米的外皮食用，可使結石的復發率降為原來的百分之二十，可見纖維質對減少結石有著顯著的功效。

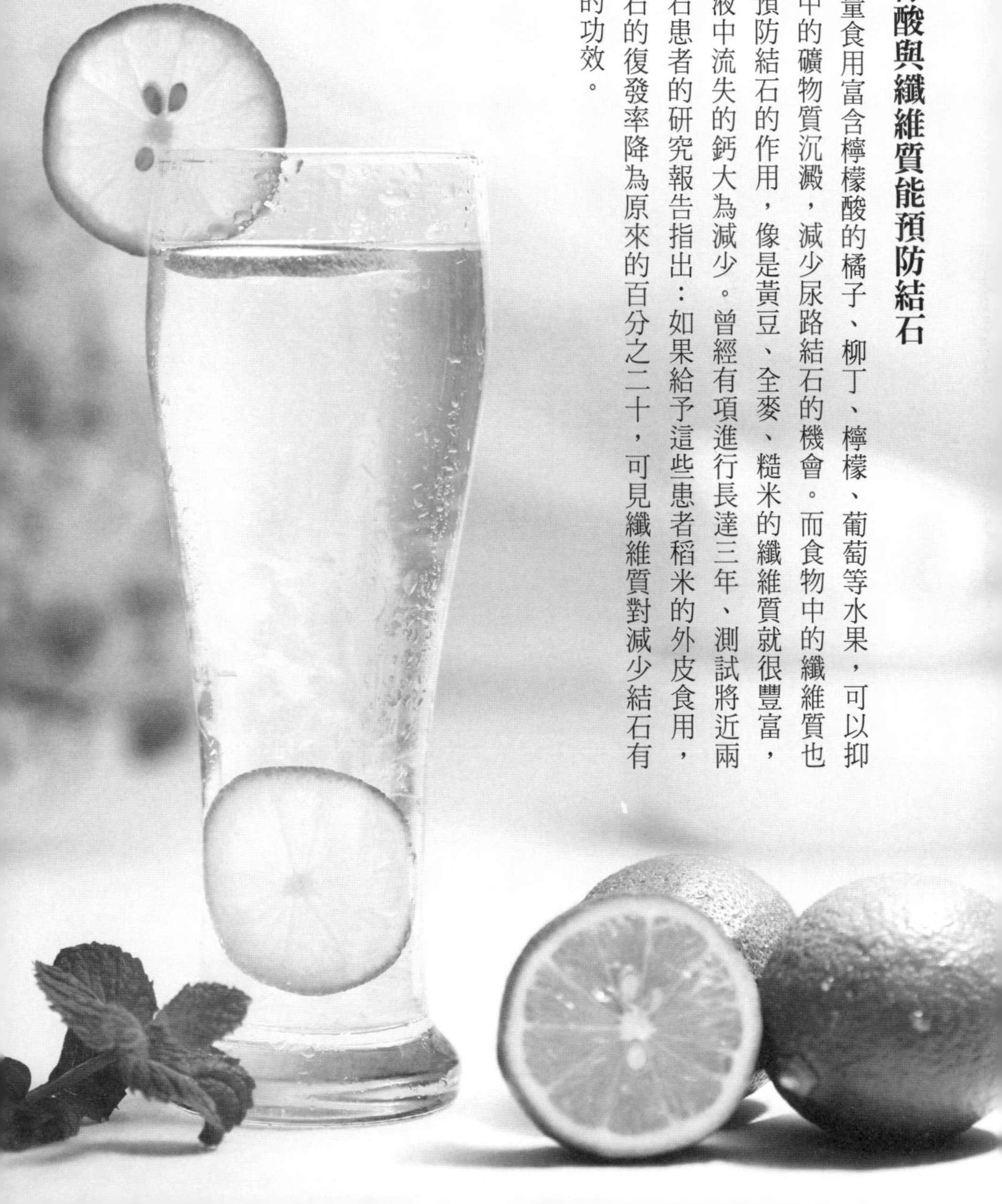

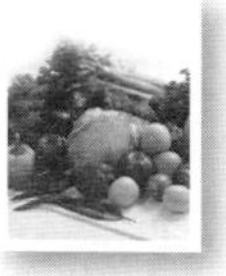

5-3 膀胱炎與尿道炎

正常的尿道中是沒有細菌的，如果細菌經由血液或者尿道口進入尿道，會造成發炎；如果細菌更進一步跑到膀胱、腎臟這些部位，就會造成腎盂腎炎。可別小看尿道炎，它還可能引發腎發炎，一旦腎臟產生感染現象，更要立即接受治療。

▼女生感染機會高

膀胱炎也是很常見的尿路感染症狀，通常女性較常感染，這是因為男性有陰莖，細菌要進入膀胱比較困難。膀胱炎會使患者排尿困難，或者出現頻尿現象，如果細菌已經感染到腎臟，那麼就會有發燒或者腰痛的情形發生。通常治療膀胱炎主要是給予抗生素用藥，在用藥之後也記得要持續追蹤，以免發炎現象再度復發。

蔓越莓能幫忙抑菌？

除了充足的水分外，研究指出，蔓越莓的成分可抑制細菌附著於膀胱壁上，抑制其滋生。

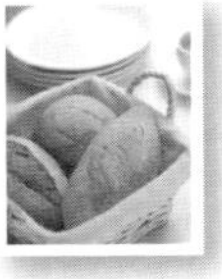

5-4 攝護腺肥大

「攝護腺」這個名詞我們很熟悉，但是許多人對於攝護腺疾病還是一知半解。

攝護腺位於男性膀胱出口的位置，剛出生時大約只有一粒豌豆的大小，兒童時期會稍微長大一點，到了青春期的時候就會迅速長大；在二十五到四十歲這段時間，攝護腺的體積暫時呈現穩定的狀態，大約一粒栗子般大小；四十歲以後，許多男性攝護腺的中央部位再次快速生長，而這個中央部位正好包圍著尿道，如果肥大到壓迫尿道的地步，就會妨礙排尿，引起尿液滯留在膀胱而滋生細菌，倘若沒有妥善治療，細菌感染可能延伸至腎臟造成傷害。而到了六十歲，大約有百分之六十的人會罹患良性攝護腺肥大；到了八十多歲時，將近百分之八十的男性則為其所苦，除了由醫師治療外，也可從平日飲食中加以改善。

▼控制油脂攝取量

過多的油脂會刺激攝護腺肥大，因此要預防，可以從每天攝取的油脂上做控制。每日油脂攝取應控制在佔總熱量的百分之二十到二十五，大約四十到五十公克，而且要注意的是，牛、豬、羊等飽和脂肪刺激攝護腺肥大的作用會比植物油來得大。

▼適量補充鋅

在第一章我們提到鋅對腦部的重要性，而平時也經常聽到「鋅」對攝護腺保健很重要的訊息。沒錯，鋅在人體中屬於微量元素，全身的含量大約兩公克，它有調節免疫功能的作用，在男性的攝護腺中，鋅含量高，具有抑制細菌、病毒感染的作用。也有研究指出，慢性攝護腺發炎的病患，其攝護腺鋅含量明顯低於一般人，因此可見鋅的重要性。

▼南瓜子、多種蔬菜能抑制攝護腺肥大

每人每天需要攝取鋅的含量大約是十五mg，而鋅含量豐富的食物有：全麥、糙米、杏仁、腰果、核桃、南瓜子、牡蠣、貝類等。

在蔬菜群中，深色蔬菜中含有胡蘿蔔素及類胡蘿蔔素，對抑制攝護腺組織增生有良好的作用。適量攝取黃豆或苜蓿，它們含有的異黃酮能夠抑制攝護腺的肥大。另外，茶中的兒茶素、高麗菜、花椰菜、芥菜、青江菜的吲朵，也可抑制攝護腺組織的增生。

小小的南瓜子也具有可抑制攝護腺組織增生的成分：植物固醇。將白殼綠仁的南瓜子炒熟後，就成為常見的零食白瓜子，也可以用機器重壓，榨出深綠色的南瓜子油食用。它同時含有亞麻油酸等多種不飽和脂肪酸、維生素B和E、甘胺酸、丙胺酸、麩胺酸，以及鐵、鋅、銅、鎂、硒……等，有益於攝護腺的健康。

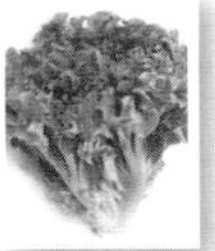

5-5 腎衰竭

腎衰竭分為「急性腎衰竭」與「慢性腎衰竭」，形成的原因相當多。簡而言之，急性腎衰竭是因腎循環衰竭或腎小管的變化，引起突發性腎功能幾乎完全喪失，腎臟無法正常排除身體的代謝廢物，導致毒素、廢物和水分堆積在體內，而引起急性病症。而慢性腎衰竭一開始大多沒有什麼症狀，有時出現輕微腳腫、頭暈、身體不適或食慾不佳，等到腎功能嚴重下降時，才陸續出現噁心、嘔吐、抽筋、全身浮腫等尿毒症的症狀，嚴重的話需要洗腎治療，否則將造成更嚴重的併發症。腎衰竭的原因與長期飲食、用藥習慣有相當關係。

▼避免食用受污染的生食與發霉食物

在飲食方面要注意衛生與食物污染，其中更包括了容易忽視的生食污染，像是有種大腸桿菌Ｏ１５７，它便是存在於受污染的海鮮或肉品生食裡，一旦被此菌感染，除了會腹瀉外，還會導致腎功能受損。

在台灣的潮濕溫暖氣候之下，食物很容易發霉腐壞，像是糙米、白米、全麥、燕麥、豆類、薏仁等，如果沒有妥善保存，會發霉產生赭麴毒素而傷害腎臟。曾經有一項研究指出，百分之六十腎臟受損的病患，體內有赭麴毒素過量的現象，食用的量愈多腎功能就愈差。所以保存食物真的很重要，如果食物產生發霉現象，也請為了健康捨棄吧。

▼止痛藥與止痛針使用勿過量

止痛劑包括止痛藥與止痛針，合格的看診醫師都會注意使用的劑量，但病患本身也要注意，不可以吃不明來源的藥物，因為當中常常添加了過量的止痛劑。

我有一位門診病人因工作需要長期站立而經常腰痛，在其他診所的治療效果並不太好，於是她經由朋友介紹，服用不明止痛藥約一個星期，之後疼痛雖然有所改善，但是卻發生了眼皮及小腿水腫。後來她來我的門診就醫，檢驗血液及尿液之後才發現她的腎臟功能已經受損，我們把她原先服用的不明止痛藥送去化驗，結果檢測出其中所含的止痛藥量竟然高達建議劑量的五倍！

止痛劑是非常需要小心使用的藥方，如果沒有醫生從旁協助，盡量不要使用。我在開立這些藥方的時候，也會提醒病人，施打止痛劑（針）後，一定要多喝水，否則它的毒性代謝物質就不容易被排出，造成腎臟傷害。

▼拒絕不明偏方

西元一九九三年，比利時當地醫師發現，許多病患發生不明原因的腎衰竭需要洗腎，經過詳細調查才發現，這些病患之前吃了想減肥的草藥，草藥的配方原先要使用的是無毒的「粉防己」（Stephania tetrandra S.Moore），但是最後加進去的卻是屬於馬兜鈴類的植物

「廣防己」（Aristolochia fanchi Wu）。

正因為馬兜鈴酸的毒性，目前世界各國與我國衛生署基於保護國民用藥安全，都早已公告全面禁用含馬兜鈴酸的藥材。如果不小心吃到含有會傷害腎臟的馬兜鈴酸，可能就是導致腎功能受損、腎臟癌、膀胱癌等問題的兇手。對於來路不明、沒有醫生處方的草藥，千萬要小心。

維他命吃多了，對身體會有壞處嗎？

現代人擔心平日攝取的營養素不足，往往將各類營養維他命拚命往肚子裡塞；其實並非隨意補充的營養品就是愛護自己的身體，維生素過量是會造成身體負擔的，像是過量的維生素D，會造成鈣質沉澱於腎臟血管及組織，導致腎臟功能的損害。我通常會建議一般人每天攝取的維生素D不要超過建議劑量的兩倍，也就是不要超過八百個國際單位（I.U.）。

▼山藥與蘋果能維護腎臟

一項研究指出，以大量酒精餵食老鼠會造成腎臟小管的細胞壞死，但餵食山藥就可以改善這種情形。也有研究指出，蘋果含有一些物質，可以阻止蛋白質從腎臟小管中漏出，減緩腎功能的衰退。

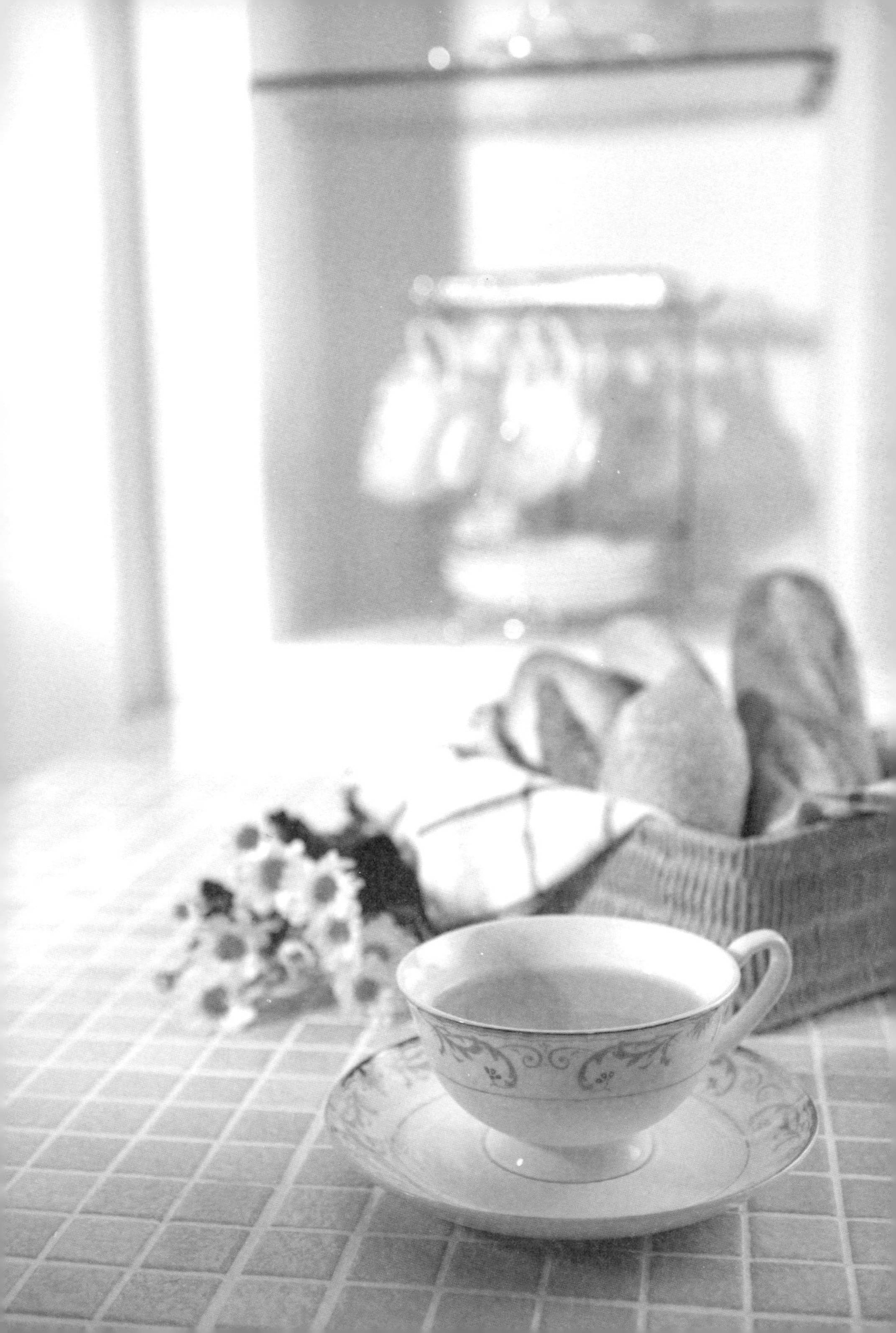

第6章

替關節上潤滑油、累積骨本！

骨骼的保健是非常多面的事情，除了飲食之外，運動和作息也很重要。你必須要清楚知道自己的骨骼情況如何，從作息和食物去改善它，才能真正達到骨骼保健的效果，並不是光靠一瓶營養補給品就可以達到強健骨骼的目的。

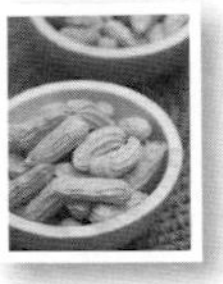

6-1 骨質疏鬆症

以下這個案例，或許可以給對骨質有疑問的讀者作為一個參考：有位五十歲的吳女士最近來做骨質密度檢查，她表示在去年的健康檢查中顯示有骨質疏鬆症狀，所以吃了一年的營養品治療。但是她的檢查報告顯示，她的骨質疏鬆症狀並沒有改善，她很困惑的問我是什麼原因？於是我請她把常吃的營養品帶來，結果發現她吃進去的只是「葡萄糖胺」，這種成分並沒有補充鈣質、改善骨質密度的作用。

許多上了年紀的人也許跟上述的女士一樣，會吃一些關節的營養品來做身體保養，但市售關節補給品的成分往往並不是鈣質，而是可在關節中形成黏液的「葡萄糖胺」，主要是用來潤滑關節；而另一種成分「軟骨素」則為滋養關節中骨骼接觸面的軟骨，因此有個觀念想提供給大家：保養關節的營養品並不能實際治療骨質疏鬆。

我們常說，人老了會變矮，會產生這種現象，其實就是骨骼疏鬆所造成的。大多數的人無法察覺自己的骨質正在流失，往往等到變矮或者骨頭變形、骨頭撞擊疼痛劇烈，才驚覺到自己是否已經不自覺成為骨質疏鬆一族了。

骨質疏鬆症是一種體內鈣質慢慢流失的結果，多數要透過儀器精密診測才會知道。雖然骨質疏鬆症多半在中年之後發生，但女性年輕時就應該開始注意補充鈣質，因為當妳在年輕的時候補充鈣質，骨骼的鈣質存量就會比較豐富，以供日後年老時使用。加上現代人的生活步調緊張忙碌，以及不正常的飲食習慣，都會使得骨質疏鬆症提早報到，不可不注意。

▼女性較男性容易骨質疏鬆

因為女性在生育的過程中，胎兒所需的鈣質及分泌的乳汁可能會動用自身骨骼的鈣質（在懷孕哺乳期間攝取鈣質不足的情況下會發生）。到了更年期時，又因為女性荷爾蒙減少而無法留住鈣質（女性荷爾蒙常常是女性身體能否留住鈣質的主要因素），所以女性較男性容易骨質疏鬆。

▼攝取過多油脂與酸性食物，易使鈣質不足

我們知道鈣質吸收不足，容易讓骨質疏鬆提前報到。但是，可能沒有察覺到過多的脂肪正是妨礙鈣質吸收的元兇之一。每天攝取的油脂不可超過五十公克。

我們如果把食物燒成灰做檢驗，會發現水果蔬菜類大多會呈現鹼性，而肉類、魚類則呈現酸性。一篇瑞士的醫學研究指出，酸性食物若攝取過多，會致使腎臟排除鈣質，導致骨質流失。另一項研究中也發現，酸性食物會增加尿液排出鈣質百分之七十，而這些鈣質正是從骨骼中溶解出來的。

▼阻止骨質疏鬆提前報到的「三不」

很多女生深怕紫外線會曬黑肌膚，其實維生素D可以促進鈣、磷在腸道的吸收，以及促進骨骼的強壯。維生素D的來源食物有魚肉、乳製品、蛋黃……等，但食物中的含量不多，要靠在日光照射下皮膚自行合成維生素D，如果因為怕曬黑、皮膚過敏、工作等關係而導致日曬不足的人，應該以營養品來補充維生素D。

1〉維生素A不過量

豬肝、雞肝、魚肝油等含有豐富維生素A不可攝取過量。在歐洲一項研究指出，如果每天攝取維生素A超過建議量的三倍（一萬五千個單位），則大腿骨的密度會減少百分之十，腰椎骨密度會減少百分之十四，大腿骨折的機會變成兩倍。有些健康食品中也添加維生素A，若同時服用幾種，很容易過量，食用前要看清楚標示。

2〉鹽分不過量

鹽分攝取過多也會導致腎臟排出鈣質，使骨質疏鬆。所以平常盡量不要吃太鹹，每天攝取的鈉鹽不可超過二點四公克。

3〉蛋白質不過量

過量蛋白質會增加腎臟排出鈣質，因此肉類、貝類、豆類、乳製品等富含蛋白質的食物，不可攝取過量（我們蛋白質食用的標準是每天每公斤體重不要吃超過一點五公克的蛋白質）。例如，六十公斤的人勿超過九十公克，肉類含蛋白質約為百分之十到二十，乳製品約百分之三。目前我們在市面上購買到的食物，常會標示各種營養成分含量，可以作為我們在攝取這些營養素的計算參考。

▼重金屬污染與含鎘食物導致骨質疏鬆

以前國內曾發生鎘米事件，許多人擔心如果吃下肚會危害身體健康，鎘的來源為受污染的穀類、蔬菜、水果、貝類、動物內臟、菸草、油漆、殺蟲劑、化學肥料、牙科使用的合金、電鍍、機油、廢氣等。身體中的鎘若過量，不僅造成身體有可能出現高血壓、疲勞、貧血、蛋白尿、噁心、嘔吐、腹瀉等症狀，更嚴重的是容易累積在骨骼中，使鈣質流失，導致骨質疏鬆。目前已經可以透過檢查頭髮來了解是否有鎘中毒的問題，環境中若有污染因子，擔心危害到自身健康，建議剪取一些新長出的頭髮，送到實驗室去分析鎘含量。

嗜咖啡者當心！

過量的咖啡會促進腎臟排出鈣質而降低骨質密度，少量咖啡則無礙。每天喝咖啡若超過四百ＣＣ會降低骨質密度，但若加喝一杯牛奶補充鈣質，則骨質密度可維持正常。

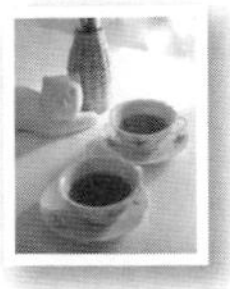

6-2 關節退化VS.關節炎

所謂的關節退化，主要是指關節上的軟骨產生病變、受傷、磨損，這和人體的老化有直接的關係，因此最常出現在老年人身上。當人體逐漸老化之後，對關節軟骨有利的膠質會逐漸變少，於是關節開始缺乏彈性，發生磨損的問題，就好像缺少膠質的皮膚也會漸漸變乾，出現皺紋一樣。

目前醫療已經有許多方法可以治療關節退化的問題，但是要盡量延緩關節老化，主要還是要在飲食及運動方面下工夫。喝牛奶也可改善關節退化發炎，青菜水果使腸道中壞菌不易生存避免產生毒素傷害關節。有研究指出，喝優酪乳也可減少壞菌而改善關節炎。

▼用甲殼素潤滑關節軟骨

我們常聽到有一種保健食品叫作「甲殼素」，它也能夠潤滑關節軟骨。甲殼素究竟是什麼東西呢？其實在螃蟹、蝦殼、香菇內都含有甲殼素，只不過蝦蟹的殼太硬，需要經由提煉後才能食用，蝦蟹的殼並不會隨著身體長大，因此需要定期脫殼長出新的，新殼開始時是軟的，一段時間後才會變硬，所以換殼中的軟殼蝦蟹或很小的蝦米，是攝取甲殼素不錯的選擇。

▼哪類油脂對減緩關節老化比較有益？

植物油、動物性油脂或是魚油中，何者對關節老化及減輕發炎比較好？魚肉中所含的油脂與貝類、蚵仔含有不飽和脂肪與鋅等營養素，對關節炎有益；核果類如腰果、杏仁、核桃的不飽和脂肪則可減輕關節發炎；許多植物油如黃豆油、菜籽油、橄欖油含有維生素E等抗氧化物質，也能減緩關節老化。反觀，牛、豬、羊的油脂比較容易引起關節發炎，在飲食中應該要特別留意。

▼抗氧化營養素能減少關節氧化

關節附近的組織，在運用葡萄糖、脂肪等能源時會產生氧化自由基，如果身體不能及時把自由基清除，關節會受到傷害導致發炎老化。

所以，平日如果能攝取充分的抗氧化營養素，就有保養關節的效果，像是青菜、水果不僅含有抗氧化的維生素C、E，也含有其他的抗氧化物質；而葡萄、柑橘類、蘋果含有多酚類與類黃酮，可降低細胞發炎，改善關節疼痛。

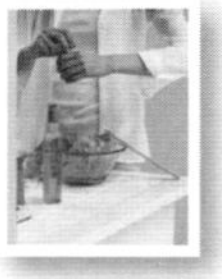

6-3 痛風

尿酸是食物中的普林經過新陳代謝的產物，如果血中尿酸濃度過高，會沉澱在關節中，造成紅、腫、熱、痛，俗稱「痛風」。

痛風常在喝酒或大魚大肉後發作，深夜時關節突然紅腫劇痛，門診中常見到的患者為二十到三十歲的年輕男性，女性患者很少見，不到男性的十分之一。

我的門診中有一位三十歲的男性完全不吃高普林食物，卻仍常為痛風所苦，一個月發作三次，這是因為低普林的食物往往含較多的醣類及動物脂肪，如果攝取過多，也會抑制尿酸從腎臟排除，使痛風發作。

▼運動前後多補充水分

每天運動除了可減肥，也能使血液中的尿酸逐漸降低，對痛風患者長期來說是有益的。

我有一位二十五歲的女性痛風患者，常在運動後的深夜關節腫痛。檢查之後我發現這是因為缺水造成的現象。原理就是：人體如果缺乏水分會使血液濃縮，導致尿酸沉澱在關節等組織中。

於是我建議她在每次運動之前的三十分鐘，先喝兩百ＣＣ的水，如果要長時間運動，則每三十分鐘應補充少許糖分與兩百CC水分。同時，每天做中等強度的運動的時間不要超過六十分鐘，改變作法之後，她的痛風就沒有再發作了。

▼偏愛肉食的年輕男性要小心

許多人都以為痛風是老人病，在過去或許是，但是由於飲食習慣的改變，導致痛風的年齡層逐漸下降，現在連大學生、高中生也有痛風的問題，原因就出在現代人習慣大魚大肉、飲食不均衡。

預防痛風關節炎，飲食要均衡，每天攝取的熱量，澱粉、醣類約佔百分之六十，蛋白質約百分之十五，脂肪約百分之二十五。

▼內臟、肉類、貝類要節制

隨著罹患痛風的年齡逐漸下降，即使年輕人，也要對內臟、肉類、貝類這些會增加尿酸的食物有所節制，不要因為覺得年輕有本錢吃，而吃壞身體。有項研究發現，避免攝取過多醣類或少吃牛、豬、羊等飽和脂肪酸，多攝取富有纖維素的蔬菜及含不飽和脂肪酸的植物油，可以改善痛風的問題。

▼吃糙米比吃白米來得好

糙米相較於白米，其所含的纖維較多而醣類較少，可避免尿酸上升。還有一點很重要，那就是有痛風關節炎的人不要忘了多喝水，每天要喝兩千到三千ＣＣ，維持血液正常的水分，尿酸就不易沉澱在關節上。

▼肥胖的人痛風較易發作

肥胖會降低腎臟排除尿酸的能力。不過，減少攝取食物熱量應該循序漸進，以免身體組織為了加速產生能量而分解，反而造成痛風發作。每天減少五百大卡熱量就好，一星期就可以減輕體重半公斤，若減輕體重八公斤，血中尿酸濃度可降低百分之十。

喝酒和骨質流失、痛風有關嗎？

如果每天喝下的酒精量超過八十公克，相當於葡萄酒五百ＣＣ，會造成明顯的骨質流失。

喝酒不是一件好事情，我們談到這裡，已經發現身體有許多疾病都和酒精有關，所以勸大家少喝酒不只是說說而已，這件事情對我們的健康真的影響很大。

▼鈣質的保留與吸收一樣重要

吃下去的鈣質如果不能留在骨骼中，不僅不能幫助骨骼強壯，排除時還會增加腎臟的負擔，因此補充鈣及留住鈣都是很重要的。乳酸菌飲料含有乳寡糖，可增加腸胃道對鈣質的吸收，而且乳酸菌飲料含有乳寡糖可減少尿液排出鈣質，並使鈣質進入骨骼。

纖維質也有幫助身體避免流失鈣質的作用。一項針對女性的研究指出，每天給予高鈣飲食約一公克，同時給予黃豆、小麥、稻米等外皮的纖維質，從尿液中流失的鈣會比較少，而增加骨質密度的效果也比單純攝取鈣質好。

▼能留住鈣質的牛奶和豆漿

我們每天大約需要一千mg的鈣質，乳製品是良好的鈣質來源。兩百CC牛奶大約含有兩百五十mg鈣質，脫脂牛奶含鈣較高，兩百CC鈣質可達三百mg。

豆漿內的含鈣量也不少，每兩百CC大約含有一百六十mg的鈣質。而且黃豆當中所含的異黃酮也有保留住骨骼鈣質的作用。有一項研究發現，將大鼠切除卵巢，模擬人類停經的狀態，給予黃豆的萃取物後，對這隻大鼠的身體會有抑制骨鈣流失的作用。除此之外，黃豆發酵製品如味噌和納豆含有維生素K，可以穩定骨骼中的鈣質，常吃黃豆發酵製品的人比較少大腿骨折。有些人難以消化乳糖，喝牛奶會拉肚子，可以試著喝一些優酪乳。優酪乳中的乳糖比較少，大約是牛奶的一半，而鈣質也很豐富，兩百CC中約含有三百四十mg鈣質。有研究指出，人們對於羊乳鈣質的吸收會比牛乳好一些。

▼維生素對骨骼的影響不小

1〉維生素C

蔬果中的維生素C是促進骨骼膠原蛋白合成的重要功臣。骨骼中的成分並不全是礦物質，要有健全膠原蛋白的骨架才能使鈣等礦物質穩固地附著在上面，因此攝取適量的蛋白質，如豬腳、雞腳、肉類、豆類、乳製品……等，以及蔬菜水果的維生素C，可以促進骨骼膠原蛋白的合成，使皮膚、血管富有彈性，使骨骼強韌。

有位六十歲的先生發現手臂有瘀青，來看我的門診。他仔細回想自己並沒有遭到撞擊，很擔心是不是罹患什麼疾病，診斷後發現原來是缺乏維生素C所引起，補充維生素C之後，症狀就明顯改善了。

不過，維生素C每天攝取量不可超過一千mg，否則其酸性會造成胃發炎，也會增加尿路結石的機會。兒童每天的需求量為五十mg，成人為六十mg，大約是一顆半的奇異果或柑橘類的含量，在某些狀況發生時，人體對於維生素C的需求量會增加，像是發燒、腹瀉、缺乏鐵質、暴露於寒冷的環境、吸菸等。

2〉維生素D

維生素D可以調節體內的鈣質。維生素D主要靠光線照射皮膚自行合成，所以日曬不足的時候，要特別補充這種營養品。在天然食物當中，維生素D含量很少，在蔬菜水果穀類之中幾乎沒有這種營養素，而蛋黃、魚肉含量比較多。另外，一些市面上販售的牛奶有人工添加維生素D，可以適量飲用。

有一位三十幾歲的女性患者，她每天大約運動三十分鐘，但是在一次健檢中，我發現她已經有輕微骨質疏鬆現象！原來她很注重皮膚的白皙，連在室內都採用防曬用品，因此皮膚難以合成維生素D，加上她很少吃蛋黃、魚肉、乳製品，也沒有服用維生素D營養補充品，於是產生了嚴重缺乏維生素D的問題。後來她聽從我的建議改善飲食及適度接受日光照射後，骨質密度已經有改善。

維生素D的功能是促進腸道吸收鈣質，缺乏的時候會導致肌肉無力、手腕腳踝變粗大、骨骼疼痛、牙齒脆弱之類的症狀，過量的時候會造成鈣質沉澱在組織中，導致眼角膜混濁、尿路結石的問題。

3〉維生素K

對於骨骼能調節其生長。維生素K可以溶解於脂肪，對熱穩定，但是對光不穩定。在綠色蔬菜、肉類、肝臟當中都含有這種營養素，它可以協助合成血液凝固因子協助傷口止血，也可調節骨骼成長。

▼健康骨骼靠礦物質支援

韌度與硬度兼具，骨骼含有的礦物質主要是磷酸鈣和氫氧化鈣的複合物，其他還有錳、鎂、鋅、銅、硼等，這些大約佔骨骼重量的百分之三十，而其他膠狀的有機質大約佔百分之四十五，這兩者的結合能使骨骼具有硬度和韌性，因此骨骼需要各種礦物質，缺一不可。

有一項實驗可看出複合組成的重要性：如果用火燒的方法除去膠狀的有機質，則骨骼會失去彈性而變得易碎；如果用酸將骨骼的礦物質溶出，則骨骼變得柔軟可彎曲。

1 鈣

鈣是體內含量最多的礦物質，百分之九十九存在骨骼中，也是構成牙齒的重要成分。可執行肌肉收縮、神經傳導、受傷時血液凝固等功能。食物來源為乳製品、肉類、豆類、蔬菜、罐頭魚、貝類、黑芝麻……等。缺乏時的症狀有：骨骼、牙齒脆弱、肌肉痙攣、生長遲緩……等，過多時會增加腎結石的機率。

2 磷

人體每天大約需要八百mg的磷，磷為骨骼與牙齒的重要成分，百分之八十五的磷存在於骨骼中，可維持體內酸鹼平衡、執行神經傳導，協助蛋白質、醣類、脂肪的新陳代謝。來源食物來源為乳製品、蛋黃、豆類、堅果、全穀……等。

比較特別的是，在可樂、汽水也含有多量的磷，缺乏時的症狀有軟骨症、肌肉無力，過多時的症狀有肌肉痙攣。曾經有一位年輕的男性患者，很喜歡喝可樂，造成他常小腿抽筋，我建議他把可樂的量限制在每天少於四百ＣＣ之後，原先的症狀就消失了。

3 鎂

鎂百分之五十存在骨骼中，也是牙齒的重要成分。人每天大約需要三百mg的鎂；鎂可以協助醣類產生能量、肌肉收縮、神經傳導，食物來源有蔬菜、穀類、豆類、堅果、肉類、乳製品等。缺乏時的症狀有糖尿病、肌肉痙攣、肢體顫抖、心律不整等，過多時的症狀有呼吸

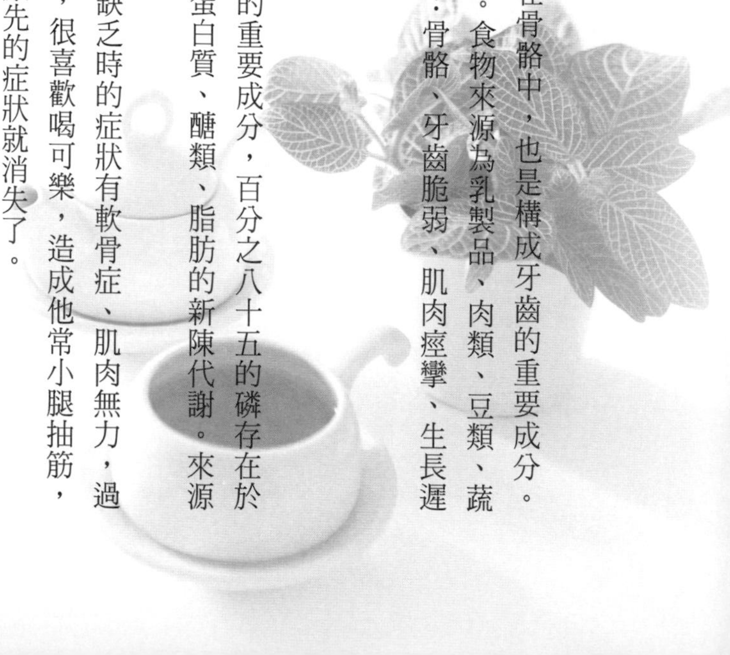

抑制、昏迷。

4 錳

錳可以活化體內酵素、去除氧化自由基、協助醣類代謝、強壯骨骼。食物來源有豆類、堅果、穀類外皮、深色蔬菜等。缺乏錳時的症狀包括骨骼脆弱、受傷時血液不易凝固，過多時的症狀有顫抖、意識不清等。人體每天需要大約兩mg錳，可強壯骨骼。

此外，有些品牌的鈣片會加入錳，以增加強壯骨骼的效果。

5 銅

人體每天大約需要一mg的銅，適量的銅對骨骼也有益。含銅的食物如海產、肉類、肝臟、全穀、堅果、豆類、菇類等。

6 硫

硫可構成蛋白質、眼球玻璃體、關節潤滑液、軟骨、胰島素。硫的食物來源有肉類、豆類、大蒜、花椰菜、甘藍菜、洋蔥等，像洋蔥中含硫的化合物可以抑制骨骼的鈣流失。身體缺乏硫時會造成視力退化、關節炎等，過多時可能導致過敏，也不恰當。曾有一位四十歲的沈先生，他服用含硫的營養品想改善膝關節疼痛，但是卻意外出現皮膚癢疹，檢查結果後才發現是攝取硫過量所引起。

7 硒

魚、蝦、貝類、全穀類等含有硒，可合成抗氧化的酵素，而降低發炎。動物性食品中的硒較容易被腸道吸收，植物性食品中的硒不容易被吸收。有一些研究指出，若缺乏硒會使骨關節炎惡化。

8 氟

氟是骨骼與牙齒的成分，牙齒如果含有氟就可以抑制細菌生長。海產類食物含氟量豐富，牙膏中也有添加氟。如果缺乏氟的時候會容易蛀牙，過多時會造成牙齒變色、骨骼脆弱、肚子痛、腹瀉、嘔吐、肌肉痙攣、血壓降低……等。

喝茶會讓骨骼鈣質流失嗎？

其實不用擔心，茶葉中的氟化物會降低骨折率，類黃酮可以增加骨質密度，因此適度喝茶反而有留住骨骼中的鈣的效果；茶類中的綠茶、烏龍茶、紅茶都有這種作用。曾有學者針對骨質疏鬆的婦女做研究，一部分人給予茶葉黃酮，兩年後未服用茶葉黃酮的人骨質密度下降，有服用茶葉黃酮的則骨質密度維持不變，甚至增加。

吃魚對預防骨質疏鬆有雙重的效果，魚肉中含有鈣質可增加骨質，而魚油可使骨質不易流失。

第7章

愛心臟、護血管，天天活力十足！

「看不見的地方更要有彈性」，這可不是護膚乳液廣告，而是提醒大家，不僅要注意肌膚問題，就連無法直接看見的心臟和血管，也要給它多一點彈性，好讓它血液順暢、健康跳動。

從許多案例中，我們清楚知道許多心血管疾病都和飲食脫離不了關係，而且透過飲食是可以控制的。我們不妨想像血管就像一條水管，如果管壁硬邦邦，當水流量過大時可能會發生流動困難，嚴重時甚至可能破裂；我們的血液每分每秒不斷流動著，而我們的身體也時常因為要做的動作出現（例如走路、大量進食、集中精神思考……），突然需要有大量血液輸送，可想而知，維持血管好彈性是多麼重要的事情。

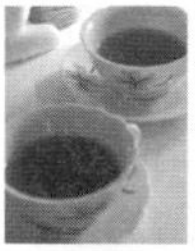

7-1 腦中風

▼腦中風與心肌梗塞的致命因素

前陣子有一位剛滿三十歲的張先生來診所做健康檢查，在他的家族中有幾位長輩四十幾歲就發生腦中風或心肌梗塞，而他除了容易手腳冰冷外，並沒有其他異狀。不過經儀器檢測後，卻發現他的動脈硬化指數異常，我探詢他的飲食習慣，原來他平常最喜歡的食物就是羊肉塊中間那層肥肉和豬蹄膀，這就是造成他年紀輕輕就有高血脂的原因。

得知自己的健康狀況後，他開始注意生活方式與飲食，不再吃過量肥肉，攝取充分的蔬果，每天做三十到六十分鐘中等強度的運動，之後幾年持續追蹤，他的血管硬化情形明顯獲得了改善。

在台灣，有將近百分之三十的死亡原因與動脈硬化有關。動脈硬化是指血管內膜發生發炎及變厚的狀況，這會使得血液流動變得不通暢，而導致嚴重的後果，最常見的就是腦中風與心肌梗塞。

當社會逐漸富裕後，人們養成高脂肪、低纖維的飲食習慣，再加上運動量普遍不足，心血管疾病已經不再是中老年人專屬的疾病，有了逐漸年輕化的趨勢。

其實動脈硬化是由多種因素所造成，有些是年齡所造成的動脈老化；也有因為既有疾病，像是高血壓、糖尿病、高血脂症所引起；另外就是吸菸、過量飲酒這些習慣；還有日常生活中壓力大、缺乏休息、攝取過多的肥肉或內臟、攝取蔬果不足、運動量不足，都是造成動脈硬化的主要原因。

要如何知道自己是否已經有動脈硬化的問題呢？在早期，血管硬化或阻塞並沒有明顯的症狀，若用儀器檢查，心臟冠狀動脈嚴重阻塞，能在一般心電圖中顯示出來，但輕微阻塞在一般心電圖中則是檢查不出來的，此時可以做「運動心電圖」檢查。

經過以上所述的檢查後，如果懷疑已經有血管嚴重硬化阻塞，則應進一步做核醫造影、電腦斷層等檢查，評估是否需要手術治療。提醒大家不要輕忽這些警訊，以作為腦部與心臟橋樑的頸動脈為例，頸動脈負責供應腦部的血流，如果發生阻塞會造成腦中風，透過超音波檢查可以偵測是否出現早期頸動脈血管硬化現象。此外，要妥善治療高血壓、高血脂、糖尿病，必須保持充足的睡眠、維持理想體重，每天應做三十分鐘中等程度的運動如快走、慢跑、做體操。

▼「三低一高」飲食原則

預防動脈硬化需確實遵守「三低一高」的飲食原則：低膽固醇、低鹽、低糖與高纖維飲食。

對外食族來說，要做到「三低一高」比較辛苦，有個廣告詞大家一定耳熟能詳：三餐老是在外，大家叫我「老外」。的確，因為工作關係，國內的外食人口比例相當高，許多職業婦女忙於工作，較少進廚房料理三餐，一家人往往從早餐就開始外食，而外食中常含有高熱量的油和脂肪。由於沒有時間補充足夠的青菜水果，有些人會買強調高纖的飲料來喝，認為這樣能攝取到足夠的營養和纖維，其實吸收到的大多是糖分而已。

▼橄欖油能防止血管硬化阻塞

除了魚類油脂之外，其他各種油脂也有保護心臟血管等不同的功能，每天最好選取三種以上的有益油脂來源，以獲得最好的保健效果。

在植物性油脂當中，黃豆、玉米、葵花、芝麻、菜籽油等植物油對減緩血管硬化、預防心肌梗塞有好處，橄欖油當中含有一種甘油糖脂質，可以抑制不正常血塊的形成。

橄欖油在歐洲被視為「液態黃金」，許多人相信環地中海國家的人罹患心血管疾病較少，主要是因為他們以橄欖油作為主要的食用油，而在台灣，以橄欖油作為食用油的習慣，也已逐漸為民眾所接受。

橄欖油含豐富的不飽和脂肪酸，包括亞油酸、亞麻油酸等，能夠減少血液中的膽固醇，也能轉化成某些種類的前列腺素，具有抵抗血管發炎以及擴張血管的功能，可以改善血液循環及降低高血壓。此外，橄欖油中還具有維生素E、角鯊烯、多酚等抗氧化物質，可以保護血管。

人體需要脂肪，也不能有過多脂肪，因此不管是哪一種食用油，每天攝取油脂的總量最好不要超過五十公克，即使是標榜「健康食用油」的橄欖油，攝取量也應該在這個標準之下。

橄欖油也有分級

購買橄欖油時不妨多注意上面的英文標示，橄欖油依照壓榨的次序，可分為四大等級：

第一級 Extra Virgin Olive Oil：特級初榨橄欖油這是最高等級的橄欖油，果實摘下後二十四小時內用冷壓法提煉過濾，製造過程中沒有添加任何化學成分，青綠色，常用於冷盤與沙拉。

第二級 Pure Olive Oil：純橄欖油以壓榨萃取的油再進行精製，是市面上最普遍的橄欖油，價格比特級橄欖油便宜，金黃色，口感比較溫和，適合煎、煮、炒、炸。

第三級 Light Olive Oil：淡味橄欖油必須以丙酮或甲醇等化學方式將油脂提煉出來。

第四級 Pomace Olive Oil：橄欖殘渣油、橄欖果核油這一級的橄欖油是利用壓榨過的橄欖殘渣、橄欖果核所提煉出的殘渣油，較易含有對人體健康不利的物質，不建議食用。

▼葵花油含次亞麻油酸，可降低動脈硬化

黃豆製品、月見草油、葵花油，這類油中含有比較多的次亞麻油酸，對降低動脈硬化很有幫助。

次亞麻油酸是脂肪的一種成分，可以抑制血小板不正常的凝結，也能調節血液脂肪、降

低高血壓、調節血糖，因此可降低動脈硬化的程度，減少心臟血管疾病發生的機率。身體缺乏這種營養素，會出現手腳發麻、肌肉無力、視力變差、皮膚發紅粗糙等症狀。

▼對心血管有益的「單鍵不飽和脂肪酸」

一項研究報告發現如果每天吃七十公克的杏仁，一個月以後，壞的膽固醇可降低大約百分之九，氧化膽固醇可降低百分之十，但是杏仁含豐富的油脂熱量很高，一天盡量不要超過三十公克。

在許多核果類中，都含有纖維素及單鍵不飽和脂肪酸，對心血管有益，像是杏仁、腰果、花生、核桃等核果，都可適當選用。

其中又稱為「萬歲子」或「長壽果」的核桃，被認為有延長壽命的效果，主要應該是認同它對於心臟血管的功效。核桃不但對腦部有益，更含有保護心血管的成分，包括抗氧化物質、甲型亞麻油酸、omega-3脂肪酸，可以在降低血液膽固醇的同時，增加血管的彈性。此外，核桃還含有精氨酸，這種成分能在體內轉變成維持血管通暢的物質。不過核桃屬堅果類食物，食用時還是要注意它的高油脂、高熱量，注意不可吃過量。

芝麻中的維生素E比其他植物油更能被人體利用，而維生素E可以增加血管彈性減低血管硬化，但是芝麻油對熱耐受性不高，比較適合涼拌菜餚，較不適合高溫烹調。

此外，平常也要避免吸菸，飲酒不可過量，如喝葡萄酒一天總量不要超過一百五十CC，可以減緩動脈硬化。

▼降低三酸甘油脂的祕密武器

一項針對歐洲的一萬多名心臟病人的研究指出，攝取適量魚油可降低死亡率大約百分之十五，降低心律不整的機會大約百分之四十。但是魚油容易被氧化，需同時補充抗氧化的維生素E，才能夠真正達到降低心血管疾病的目的。

除了前面提到魚類油脂的功用外，在魚類中，秋刀魚也被點名對心臟血管健康有幫助。

在日本、台灣都很常見的秋刀魚屬於海洋洄游性魚類，主要活動範圍在北太平洋一帶，秋刀魚的油脂富含不飽和脂肪酸DHA、EPA，可降低血液中的三酸甘油脂、抑制血小板不正常的凝結、減少血管發炎硬化，也含有維生素E，可抑制氧化自由基傷害心臟與血管。

挑選時注意魚眼和魚嘴的顏色，新鮮的秋刀魚嘴部是黃色的、腹部飽滿、魚肉有彈性、眼睛清澈不混濁。如果骨骼呈現綠色，則可能含銅量過高，不宜食用。

▼砂糖和寡醣，哪種對心臟血管比較好？

寡醣這個名詞對現代人來說並不陌生，便利商店也有販售一些寡糖飲料。它看起來是像糖一樣的粉狀，有甜味，不過和一般的砂糖大不相同。

三到十個單糖分子連在一起稱為寡糖，水果含有果寡醣、豆類含豆寡醣、番薯也有它的獨特寡醣，寡醣可以幫助腸道中益生菌的生長，因而產生有益於心臟及血管健康的物質。另外，也有減低血液不正常凝集的作用，防止血栓阻塞心臟血管。

但是有許多種類的寡醣，腸道難以消化吸收，所以進入人體的量會比較少，每公克只產生〇～二點五大卡，比一般醣類每公克產生的四大卡低了許多，因此想要瘦身的人常以寡糖來取代砂糖食用。寡糖有不錯的口感，食用之後血糖上升較攝取一般糖和緩，也比較不會轉變成脂肪，這些作用都對心臟血管健康有幫助。

▼讓心血管充滿活力的紅、黃、綠蔬果

1 綠色蔬果

維生素C含量高，不僅有很好的美白功效，其實它對於維持心血管的彈性也有幫助。維生素C是人體重要的抗氧化物質，可以消除自由基，使血脂肪不容易沉澱在血管壁上，也能促進膠原蛋白的形成，使心臟與血管具有彈性不會塌陷。

大部分蔬果類食物都含有維生素C，差異只在於含量的多寡。之前曾經有一個廣告，強調紐西蘭奇異果的維生素C比許多水果高出很多，但進口奇異果價格不菲，較傷荷包。其實台灣這個水果王國就有相當多富含維生素C的水果，不一定要買進口貨，例如，台灣土芭樂當中所含的維生素C量，就與奇異果一樣豐富。

維生素C不耐煮，在高溫下會流失，過度清洗也一樣會流失營養，有些人擔心農藥殘留，所以清洗蔬果時很用力，我建議在切碎之前就清洗好，如果已經切好的蔬果，就不要再用力清洗了。

2 黃色蔬果

心臟血管組織是由細胞所構成，如果這些細胞長得壯壯的，我們的血管組織也會很健康，要如何輸送血液都沒有問題。

維生素A具有抗氧化的功能，能調節細胞生長，並使血管壁不易受到氧化自由基的傷害，也可調節心臟及血管組織細胞的生長，目前有以維生素A的衍生物來作為抑制癌細胞的藥劑，不過攝取過多會導致中毒情形。

我們一般就可以從食物當中攝取足夠的維生素A，像是黃綠色蔬果含有的胡蘿蔔素在人體內會轉為維生素A，但是如果身體所需要的量已經足夠，就不再轉換，所以和直接食用維生素A補充劑比起來，比較不易因過量而產生毒性。簡單的說，在身體健康的情況下，我們從食物中攝取維生素A，會比直接食用維生素A補充劑來得好。含胡蘿蔔素的食物主要是深色的蔬菜，如綠色花椰菜、芥藍菜、青江菜、番薯葉、紅蘿蔔、蘆筍、南瓜、甜瓜、西瓜、芒果……等。

3 紅色蔬果

在傳統醫學中認為紅色與心臟有關聯，護心的茄紅素恰巧都存在於紅色的蔬果中。

加拿大的一篇醫學研究指出，番茄含有茄紅素可以減少膽固醇氧化沉澱，減輕動脈硬化。血液中茄紅素濃度比較高的人，心肌梗塞及中風的機會比較低。有一項針對五百多人的研究也指出，血液中茄紅素濃度低的人頸動脈壁的厚度增加約百分之二十，這會使得腦部血液循環變差。除了番茄之外，紅西瓜、紅色葡萄柚等水果也含有茄紅素。

▼血管病變最容易造成腦中風

血管病變中，血管阻塞就佔了九成。腦中風的原因，大部分是因為血管阻塞，這種因素約佔臨床病例百分之九十，而腦出血的因素則約佔百分之十。如果發生過心肌缺氧或心肌梗塞的人，發生中風的機會大約是一般人的兩倍；有心臟衰竭的人，機會增加成九倍；慢性心房顫動的人為八倍。另外，還有心臟瓣膜缺損，會導致心臟內部產生亂流而造成血栓，血塊如果流到腦血管，也會造成中風。

▼防心肌梗塞及防止中風的物質

如果身體缺乏「硒」，就會有心跳加快、走路容易喘、水腫的情形發生。由食物中攝取足夠的硒對預防心肌梗塞及中風很重要，含硒的酵素可將體內有毒的過氧化氫去除，使得脂肪不容易沉澱在血管壁上。世界上一些地區因為土壤中缺乏硒這種元素，使得農作物也缺乏硒，造成當地的牛、羊、人們產生心臟病變。

人體每天需要量為五十微克（一毫克等於一千微克 μg），建議每天攝取量不要超過四百微克，否則反而造成傷害，過量攝取可能造成手腳感覺神經退化；然而，除非大量吞食含硒的藥片，一般要引發硒中毒的情形並不容易。

含硒食物哪裡找？

動物、植物中都擁有豐富的含硒量：像是肝臟、螃蟹、魚、貝類、肉類、家禽、全穀類、南瓜、蔥、蒜頭、豆類、菇類、酵母粉……等，其中動物性食品中的硒較容易吸收，植物性食品的硒則較難吸收。

▼吃Q10保持心臟最佳彈力

Q10是近幾年最熱門的美容食品之一，許多年輕女性都趨之若鶩，夯到不行的Q10究竟是什麼呢？

Coenzyme Q10簡稱Co Q10，也有人稱為維生素Q，它是一種輔酶，在人體裡也存在，但是到了中年之後會逐漸減少；營養不良、糖尿病、心血管疾病的患者，更會使得體內製造Q10的能力下降，消耗的量也增加，體內Q10濃度就明顯降低了。當體內含量降低到百分之二十五時，便會造成心臟功能降低，這時候就需要額外補充攝取。攝取足夠的輔酶Q10，可以減低腦中風、心肌梗塞、心臟衰竭的機會，也能使血管通暢而降低高血壓。心臟要負擔巨大輸送血液的工作，因此含輔酶Q10特別多，如果濃度不足的時候，就會造成心臟組織的損傷。一項研究發現，心臟衰竭患者的Q10濃度普遍偏低，加以補充之後，心臟功能會有所改善。另外，高血脂病患服用降血脂藥物期間，如果適時補充Q10，還能降低肌肉病變的機會。因此Q10不只是美顏產品，更是護心保養品。

Q10食物哪裡找？

市面上充斥琳瑯滿目的Q10保健食品，其實在許多食物當中就有Q10的來源，例如鯖魚、沙丁魚、鮪魚、牛肉、雞肉、花生、核桃、腰果、黃豆油、橄欖油、菠菜、花椰菜、豆類等食物都含有Q10。但要注意的是，食物加工與烹調的過程中會破壞Q10，所以不要過度處理食物。此外，因為Q10是油溶性的，如果與食物中的油脂一起食用，就可以提高吸收率。

▼糖尿病的人腦中風機會高

正常人每一百CC血漿中血糖介於六十到一百mg之間，若超過一百二十六mg則稱為糖尿病，血糖高會使血管容易硬化阻塞，一項研究指出，如果每一百CC血漿中血糖大於一百六十mg，則中風的機會增加成兩倍。

從控制血糖來避免中風的機率是最基本的方式，這需要患者本身生活飲食習慣的配合。

除了糖尿病以外，中風的高危險群也包括有抽菸、酗酒習慣、體重過重，以及有高血壓、高血脂的人。如果你是屬於中風高危險群，最好每年接受心血管健康檢查。

▼調節心臟擴張收縮的鈣質、葉酸

補充鈣質可以維持身體骨骼的健康，對女性來說尤其重要。鈣質可不只有強化骨骼的作用而已，還可以調節心臟神經的興奮性、控制心臟及血管肌肉收縮，如果缺乏鈣質會增加心肌梗塞、腦中風的機會。

我們日常生活飲食中，每天大約需要攝取的鈣質約為一千mg，鈣的來源很多，包括小魚乾、蝦米、牛奶、優酪乳、甘藍菜、花椰菜、青江菜、番薯葉、紅鳳菜、莧菜、黑芝麻、黃豆、豆腐、豆漿……等。

而葉酸可以減少造成血管磨損的同半胱氨酸，柳橙當中含有葉酸的量相當高；鳳梨酵素可以調節血管擴張物質合成，抑制血小板不正常凝集；青蔥裡有葉酸、類黃酮等物質，可以改善血液循環。目前許多研究都顯示，攝取足量蔬菜水果的人比較少發生心肌梗塞或中風。

總之，多吃蔬果是維護心血管健康的不二法門，蔬果含有豐富的抗氧化物質，如維生素C、葉酸、維生素E、胡蘿蔔素、類胡蘿蔔素、茄紅素等，能阻止脂肪氧化沉澱在血管壁上。

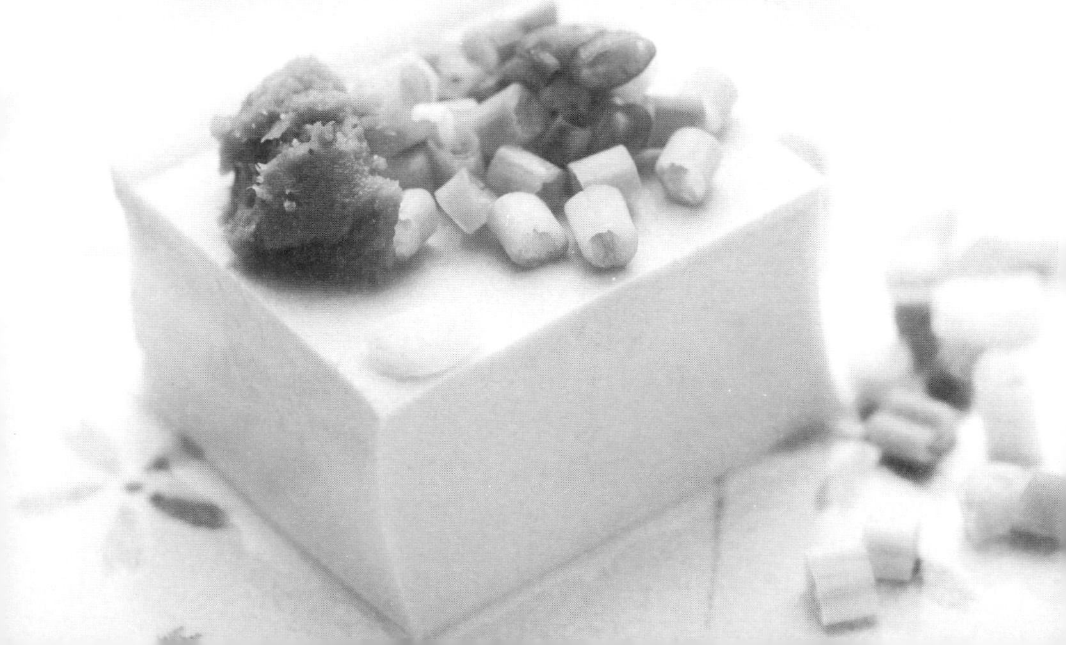

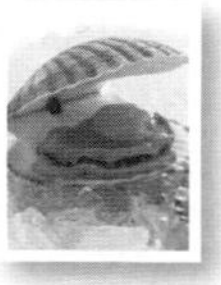

7-2 血脂肪&膽固醇

很多人以為血脂肪過高對心臟血管不健康，這個觀念只對了一半，血脂肪過高或過低，都不健康。

人類體內的膽固醇有百分之三十來自於食物，有百分之七十由肝臟自行合成。血脂肪和膽固醇可以供應身體能量、製造荷爾蒙、構成細胞膜，太多或太少都對健康不利。

隨著時代的進步，高脂肪、高熱量的飲食增多，加上現代人每日活動的機會大幅減少，體內脂肪難以消耗，愈來愈多人的血脂肪偏高，過高的血脂肪、膽固醇會造成動脈阻塞、硬化、高血壓、腦中風；但是血脂肪太低也不好，會使得血管缺乏彈性，一樣導致血流不暢通。如果是因為過度減肥不吃油脂所引起的，則應該恢復均衡飲食，每天吃一些油脂，理想的油脂攝取量是每天總熱量的百分之二十到二十五。

如果血脂肪數值太低，光靠飲食控制是無法完全獲得改善的，因為可能是甲狀腺功能亢進所引起，會伴隨眼睛凸、頸部腫起、心悸、手發抖之類的症狀，這時候應該就醫診斷治療。

▼高血脂會遺傳嗎？

許多女性視脂肪為大敵，我在門診中曾經診療一位二十八歲的女性上班族，注重養生健康的她平常絕不碰油炸食物、漢堡、炸雞，每天中午吃蔬菜為主的便當，每週練兩次健身舞蹈。但是在一次的健康檢查中，她看到自己的總膽固醇為250 mg/dl（正常值140-200mg/dl）時嚇了一大跳，大呼：「怎麼會這樣？」

事實上，血脂肪過高是會遺傳的，嚴重的家族性高血脂症患者在二十歲時血液中膽固醇與三酸甘油脂便已經升高，而一般有遺傳體質的人也會在三十歲左右出現血脂偏高的情形。此時若沒有治療，血管就會逐漸硬化狹窄，導致心肌梗塞的機會上升。

有研究指出，把膽固醇與三酸甘油脂都控制到200mg/dl以內，就可以明顯降低心肌梗塞的機會，如果超過這個數值，可先以飲食及運動改善，倘若三個月後仍然偏高，就應該服用藥物。

目前許多醫學先進的國家，包括美國、日本等國更進一步建議三酸甘油脂最好控制在150 mg/dl以內，以降低罹患心血管疾病的風險。

▼紅麴能有效改善血脂肪

紅麴是由一種有益的紅麴菌所發酵後產生的物質，其中含有紅麴素，可以抑制人體內合成膽固醇的酵素，幫助血液中膽固醇偏高（大於200mg/dl）的人降低膽固醇。除此之外，紅麴還含有不飽和脂肪酸及纖維質，這些成分也可降低血脂肪，增進心血管的健康。

紅麴具有與降血脂西藥相似的成分，這種成分已經被藥廠改良成降血脂藥物，在臨床中使用。不過服用前應該諮詢醫師，同時注意是否因此增加肝臟及肌肉病變的副作用。

紅麴被商家廣為製造成女兒紅、紹興酒、紅露酒、紅糟魚、紅糟肉、紅豆腐乳、紅醋等多樣商品，在選擇時建議大家特別注意下列兩點。

首先，選擇有信用的廠商，有些食品儘管宣稱加入了紅麴，而事實上卻是加了色素；其次，確認廠商嚴格控管發酵的過程，成品中只能有好的紅麴菌，不能有其他的壞菌。有研究指出，如果紅麴產品在製程中受到黴菌的污染，會有傷害肝臟的副作用。

▼心血管疾病患者究竟能不能吃葡萄柚？

葡萄柚是一種柑橘類果實，不含膽固醇，含有多量纖維、胡蘿蔔素、維生素C、鉀離子、葉酸……等，可以減少脂肪的吸收、降低高血壓、抑制血管阻塞，降低腦中風、心肌梗塞的機會。有研究顯示，紅色品種的葡萄柚，降膽固醇的效果比白色品種顯著。

我在看門診的時候，會叮嚀一些心血管疾病患者不要吃葡萄柚，他們常反問我：「葡萄柚不是對心臟血管健康有幫助嗎？為什麼不要吃？」

這是由於葡萄柚會和某些藥物起化學反應，像是一些降血壓或降血脂的藥物，會造成病人不良的反應，所以如果有正在服用這些藥物的人，應該停止吃葡萄柚或喝葡萄柚汁。

▼膠原蛋白讓血管保持彈性

與Q10酶一樣，膠原蛋白被視為美容聖品，實際上它對於心臟血管也很有幫助。

蓮子與蓮藕都含有維生素C與鋅，能幫助合成膠原蛋白維持血管的彈性，也含有鈣會調整血管的收縮與擴張，黏多醣、單寧、膳食纖維能降低膽固醇的吸收。當我們把蓮藕切斷時，這些斷面上會出現很多有黏性的細絲，這些細絲就是黏多醣，它屬於水溶性膳食纖維的一種，能夠將其他食物的醣類與脂肪包圍起來，減少吸收。

好的蓮藕藕體比較粗而堅硬，每一節大小平均、比較重、藕孔較小、表皮平滑有光澤，太潔白的可能使用漂白劑，食用的話有害健康。

▼穀類——對付高膽固醇的第一把交椅

隨著現代人的健康意識抬頭，許多家庭紛紛改食用糙米，食用高纖維的全穀類食物可以讓我們有飽足感，這時其他高熱量、高脂肪食物的攝取量相對就減低了。而且全穀類食物當中的高纖維，在我們的腸胃道中也可降低飽和脂肪的吸收量。

1〉富含纖維質的全穀類

有一項研究指出，對於血液之中膽固醇含量過多的人，含纖維素的全穀類食物特別有降低膽固醇的作用，這些影響力可以減低血管硬化阻塞的機會。除了纖維質之外，全穀類中的維生素、礦物質含量也很豐富，這些營養素可以降低血壓、減輕氧化自由基傷害血管。

2〉擁有維生素B群的糙米

稻米是東方人的主食，它所含的澱粉是身體熱量的主要來源之一。除了澱粉和糖，稻米中含有鎂、鋅、鈣等礦物質及胺基酸，有調節心臟血管的功能，稻米中的膳食纖維也可減少膽固醇的吸收，維生素B1、B2則協助心血管細胞產生能量。將稻米除去第一層硬殼，就成為糙米，日本人稱它為玄米，炒香後可用來製造有特殊風味的玄米茶。

3〉心血管的清道夫——米糠

米糠就是糙米的外皮，含有許多種類的胺基酸、不飽和脂肪酸、纖維素、維生素B群，以前的人常用來做家禽家畜的飼料，現在有不少家庭主婦把它加入白米飯中烹煮，或是和麵粉一起做成麵條，對於維護心血管的健康有幫助。如果糙米再除去內皮米糠，保留胚芽，就稱為胚芽米；最後把胚芽也拿掉，就是最常見的白米了。

4〉含色胺酸高的發芽米

日本人常食用的發芽米，是把糙米浸泡於乾淨的溫水中，讓它發芽到0.5~1公釐長再食用，口感類似白米，比糙米軟一些。這種發芽米新芽生長的時候會產生許多營養素，像是維生素B、胺基丁酸、色胺酸的含量都會增加，胺基丁酸和色胺酸能安定神經，降低自律神經的緊張度、調整血壓、保護心血管。

5〉能穩定自律神經的燕麥、小麥、小米

前面提過，硒是抗氧化酵素的成分，燕麥含有硒，可減輕氧化自由基傷害心臟與血管；燕麥也含維生素E，可與硒聯手執行抗氧化的功能。而燕麥中特有的膳食纖維能減少膽固醇的吸收，它所含的鈣則可調節血管收縮與擴張的功能。小麥含有膳食纖維可抑制膽固醇的吸收，有保護心臟與血管的鎂、硒、鋅、鈣等礦物質和必需胺基酸，維生素B1、B2、B6可協助心臟的新陳代謝，胡蘿蔔素能對抗損害血管組織的自由基。

小米也是營養豐富的穀類，有時被作為鳥的飼料，它含有膳食纖維、鈣、鋅、鎂、鉀、硒、維生素B群等有益心臟及血管的營養素，其中的色胺酸可幫助睡眠穩定自律神經，以減輕情緒壓力傷害心血管。有些人對小麥過敏，有些人卻對稻米過敏，過敏對心血管健康是不利的，如果有這種情形，可以一天食用小麥製品，接著一天食用稻米製品，交替食用，讓身體不要天天接觸到過敏食物，狀況就可以改善。

▼增加好的膽固醇，防止脂肪沉澱

鮭魚含有維生素E、也含有豐富的不飽和脂肪酸EPA與DHA，可以避免血脂肪沉澱、降低血液中壞膽固醇、增加好膽固醇，使血管不易阻塞。

新鮮的野生鮭魚顏色是橙紅色的，肉質有彈性，如果用手指壓下去後再放開，凹處立刻會復原，沒有瘀血、眼睛不凹陷而且表面透明。

▼木耳可以降低膽固醇的吸收

木耳含有鈣質，可調節血管的肌肉，維持血流通暢，而且它所含的膳食纖維及多醣體可降低膽固醇的吸收；除此之外，它還含有抗凝血的成分，能預防血栓。在選擇木耳的部分，我建議選擇較厚的木耳品質較佳、有彈性，盡量不要選購容易破碎的薄木耳。

▼茶和咖啡哪種對抑制血管發炎較好？

在許多人的印象中，喝綠茶好像比咖啡健康，對心臟血管來說，的確如此。

製作綠茶的方法，是使它迅速乾燥以避免發酵變化，所以保存了較多的維生素C與還沒有改變的兒茶素，這些成分可以避免心臟與血管受到氧化自由基的傷害，兒茶素也可以降低膽固醇的吸收。咖啡中也含有抗氧化物質多酚，可以保護血管與抑制血管發炎，但是咖啡含有的cafestol會增加血液膽固醇的濃度；整體來說，綠茶對心臟血管健康的好處多於咖啡。另外，特別要提醒的是，茶或咖啡都含有咖啡因，過量咖啡因會使得心臟的血液供應減少。

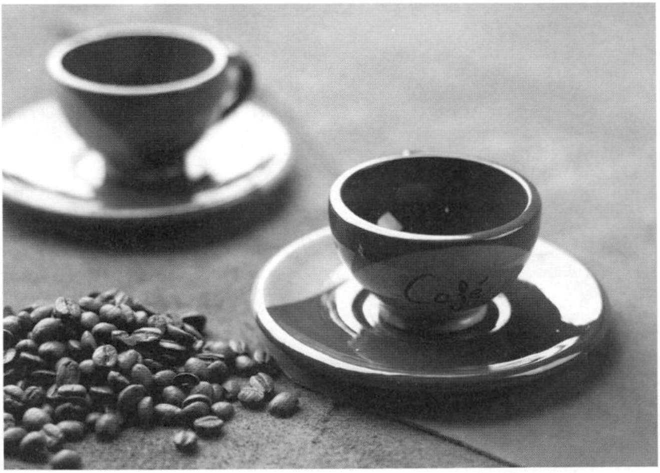

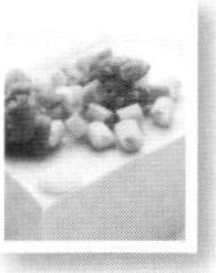

7-3 心肌梗塞

血液中的血小板有凝固功能，這是為了萬一身體受傷的時候，能立刻減少流血，血小板在凝血中扮演了非常重要的角色。不過若是身體沒有受傷，血小板卻在身體裡面自動凝集了起來，那麼是不是反而造成血流不順的害處呢？是的，如果血小板在身體裡不正常凝集，就會造成心肌梗塞，而且血塊如果阻塞腦部血管，就會造成中風。

▼番茄、山楂抗血栓

有一項研究指出，番茄抗血小板凝集的作用最強，其次是葡萄柚、草莓、蘋果、水梨。番茄抗血小板的物質存在種子旁邊的黃色液體中，是水溶性的，而且在高溫下也很穩定。

而外表粉粉的山楂，經常被做成酸酸甜甜的山楂薄片，山楂除了是兒時的零嘴外，它對保護心血管功能也很有一套。山楂含有類黃酮與兒茶素，能阻止血栓的形成，還含有一種成分可抑制腸道吸收膽固醇。

▼葡萄皮改善心臟缺血、心絞痛

葡萄對於心血管有影響的研究很多，它含有可減緩細胞老化、預防血管阻塞的物質。葡萄中的多酚，有抗氧化及防止血液過度凝結的作用，並阻止血液中的脂肪沉澱在血管壁上，因此可降低心肌梗塞、腦中風的機會。

葡萄皮含這種多酚類較多，紫色的葡萄又比綠色的多。葡萄也含有其他預防血管阻塞的物質如，維生素C、類胡蘿蔔素、葉酸等。有一項研究指出，有心臟缺血、心絞痛問題的人，如果每天喝五百CC的紫色葡萄汁，十四天後心臟血液循環會明顯地改善。

當葡萄製成葡萄酒，同樣有護心成分，不過可別拿來當成小酌幾杯的藉口，發酵後的酒精含量，喝太多還是會傷害心臟血管健康的。

▼大蒜增彈性，薑來抗氧化

中國人的家常烹調幾乎少不了大蒜，而大蒜也是很極端的食物，能接受的人很愛，而不能接受的人就很怕。從健康的角度來看，嘗試接受大蒜，對於身體是比較好的。

大蒜對中風及心肌梗塞也有預防效果，大蒜可減緩年齡造成的血管彈性變差。國外曾針對一百多位五十幾歲的中年人做研究，發現每天吃大蒜粉末三百mg的人，兩年後他們的主動脈彈性比不吃大蒜的人好，血管也較不易阻塞。另外，一項研究也指出，如果每天吃一小粒大蒜，半年後血管阻塞機會降低百分之二十。許多人在炒大蒜之前先拍碎，這是因為新鮮大蒜被壓碎時，活性物質會形成，大蒜吃到肚子裡之後，營養素比較不會被胃酸破壞。

至於薑所含的薑辣素則可以改善血液循環，薑醇可抑制血小板不正常的凝集，所含的維生素C及多酚具有顯著的抗氧化能力，這些作用都能增強心臟與血管的健康。

薑可分為嫩薑、粉薑、老薑，不論是哪一種薑，好的薑指狀凸起比較粗大、堅硬、也比較重。

選擇嫩薑、粉薑要挑肉白沒有黑斑的，老薑則要選擇表皮沒有破損的，而且老薑所含的薑辣素、薑醇比較多。

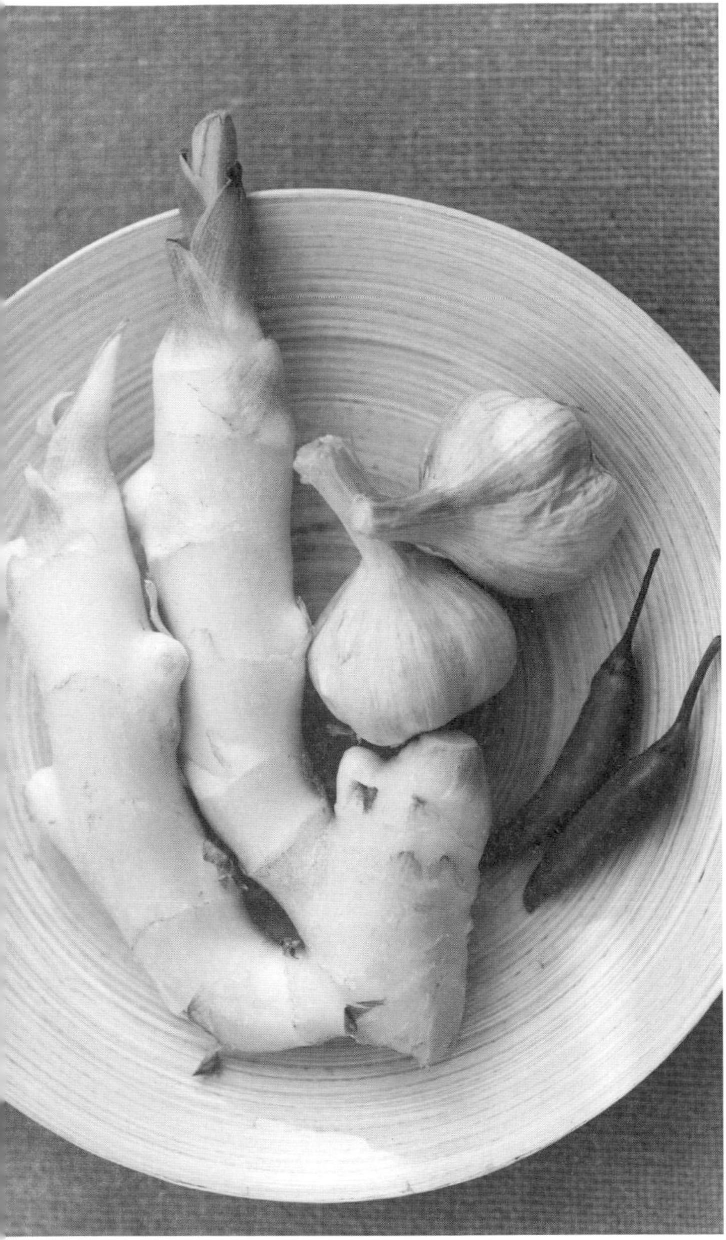

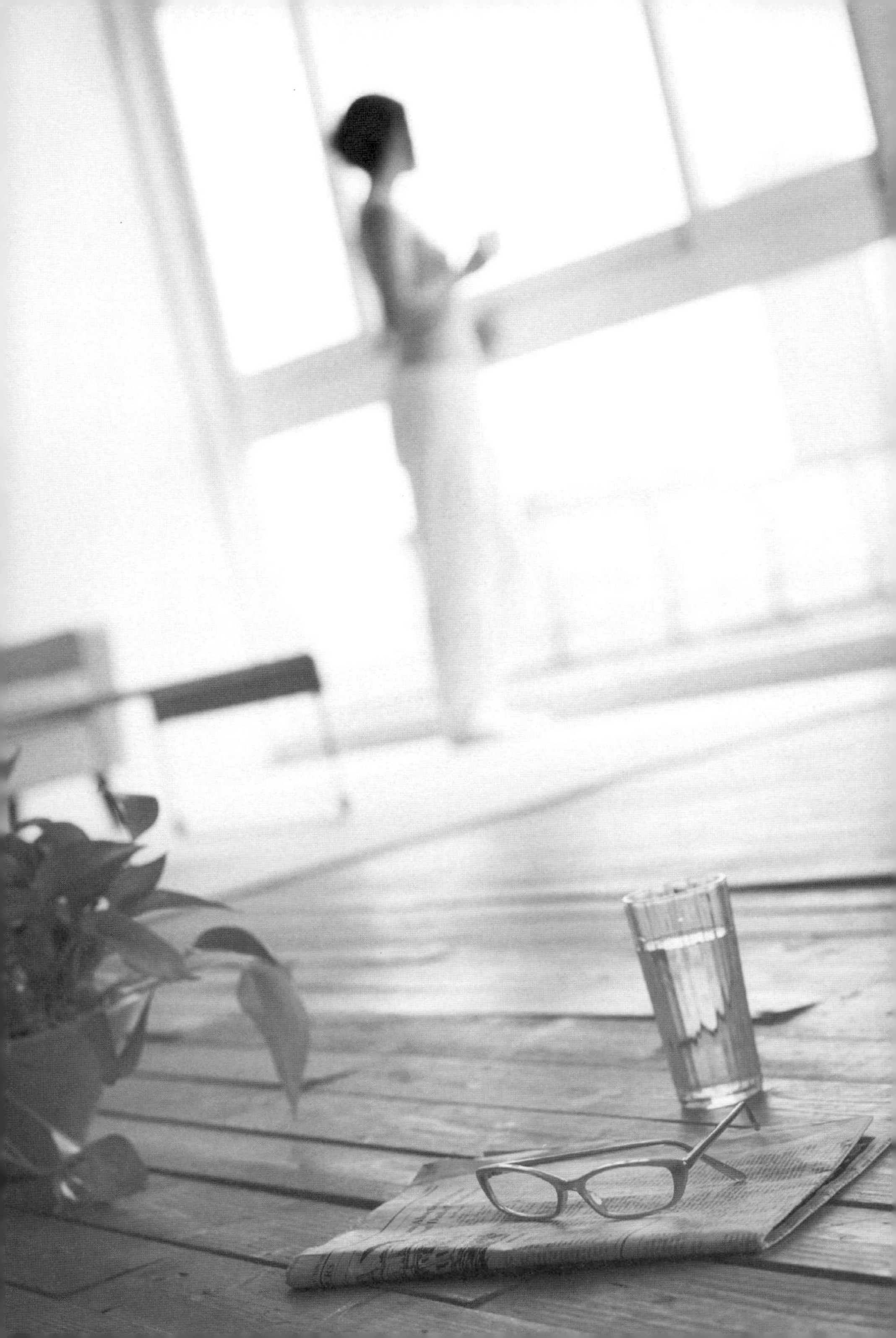

第8章

我要頭好壯壯，聰明不煩「腦」！

健康的頭腦能幫助我們完成很多事情，包括你正在閱讀的這本書，大腦能幫助你找出對健康有用的資訊，發揮整合與歸納判斷的能力。

人們在社會中生存、發展、躲避危險，處處都需要聰明的頭腦做明智的抉擇，許多人學習各種才藝技能，以刺激學習與判斷的能力，有些人甚至花費鉅資參加腦力開發的課程，目的就是希望能擁有更優良的腦部功能。

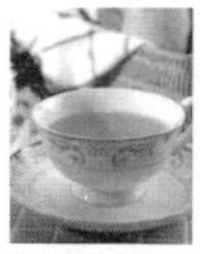

8-1 阿茲海默症

許多人相信，只要透過某些「腦力開發」的學習課程，就能夠使自己的大腦更靈活，但其實要維持腦部功能的運作，首先就是要維持腦部的健康。許多疾病都可能傷害腦力；另外像是營養不良、飲食的方法不對，也會降低腦部的功能。所以，若想要強化腦部機能平常更應該注意飲食：除了多吃可以補腦的食物，也應該避開會傷害腦部功能的食物。

阿茲海默症可算是緩慢侵蝕腦力的主要殺手，可能很多讀者都看過一部日本電影——「明日的記憶」，劇中的男主角原本是廣告公司的主管，家庭、事業兩得意。某日，他因為長期頭痛暈眩的困擾而就醫，才知道自己的大腦已出現問題，他開始想不起來同事長什麼樣子，每天經過的街道漸漸忘記，最後連心愛妻子的臉也覺得陌生……這部電影凸顯了失智症的困境，也喚起了觀眾對「阿茲海默症」的注意。

阿茲海默症又稱為老年失智症，目前全世界大約有兩千多萬病患，是一種持續性腦部功能退化的疾病。世界衛生組織預測到二〇二〇年時，全世界將會有將近三千萬名患者。

在台灣，根據調查顯示，二〇〇五年大約有十四萬失智症患者，而到了二〇五〇年預計將會有六十六萬名患者。我們探究人們失智的原因，包括有酗酒、頭部外傷、遺傳體質、重金屬中毒、過量使用安眠藥、吸菸、缺乏運動、肥胖等因素。其中有許多原因，都起因於現代人常見的不良生活習慣。

阿茲海默症的早期症狀是記憶力變差，對於剛剛發生的近期記憶出現問題，初期只是偶爾忘記某些事情，有時會找不到東西或放錯地方，說話前後不太連貫，或者會重複某些字句、動作等；逐漸地，症狀愈來愈嚴重，患者的語言、辨識道路、尋找物品、計算、做決定等能力都會明顯衰退，並且影響他們的人際關係、工作效率，甚至個性也會改變。症狀嚴重的時候，出門會迷路無法回家，甚至出現妄想症狀，覺得有人要害他，再嚴重一點時以前的記憶也流失，不認得老朋友及家人。

由於阿茲海默症的初期症狀並不是很特殊，許多正常人偶爾也會有類似的記憶衰退情形，經常要到症狀很明顯時才會被家屬、朋友、同事注意到。

▼酗酒者、男性容易罹患失智

美國的研究指出，飲酒過量會使罹患阿茲海默症的年齡提前，研究人員針對將近一千名年紀在六十歲以上的阿茲海默症病患，調查他們過去的飲酒習慣，結果發現：每天飲用葡萄酒超過三百ＣＣ的人，罹患失智症的時間，比其他患者提早近五年。因此要防止腦部退化，喝酒就要節制。

另一項研究也指出，失智症若發生在六十五歲之前，有百分之九十八是男性，顯見男性發生失智症的機率是比較高的。

▼膽固醇過高易使阿茲海默症提早發生

一項針對將近一萬人進行的調查顯示，有高膽固醇的人，比正常膽固醇的人，罹患失智症的機率大約多百分之三十。

血液中的膽固醇是否偏高與運動及飲食有關，這是一般人所了解的。除此之外，我們要知道，遺傳基因對於膽固醇高低也佔有重要的角色：一項研究指出，有ApoE基因特別型的人，相較那些沒有此一特別型基因者，容易提前三年罹患阿茲海默症。

目前國內已可經由儀器，採取口腔黏膜細胞進行檢測。如果檢測之後發現有ApoE基因特別型的人，也毋須太悲觀，只要比一般人更注意適當的運動與飲食，就可以減輕腦部退化的速度。

▼膽固醇過低，腦功能易退化、憂鬱症上身

一般人通常只注意到膽固醇過高的問題，較少注意膽固醇過低的問題。膽固醇偏低並不是好事；一項日本的研究指出，血液中膽固醇低於150 mg/dL的人比膽固醇正常（介於150~200 mg/dL）的人，發生焦慮、憂鬱等精神問題的機會高，腦部功能也比較容易退化。

膽固醇過高或者過低都是現代人生活習慣所造成的，前者是因為飲食過度，後者則可能由於不當的減肥習慣。

有些疾病也會造成膽固醇過低，例如甲狀腺功能亢進、肝臟疾病等，如果要改善疾病所造成的膽固醇過低問題，首先就是要妥善治療這些疾病。

另外，血液中膽固醇過低的人，應該要適量地攝取脂肪以保護腦部。我在門診中遇過一位二十五歲的小姐，她的膽固醇指數本來就偏低，後來有三個月的時間為了減肥甚至不敢吃油脂。漸漸地，她開始常感覺不安、容易發脾氣，前來就醫、做完檢查後發現並沒有什麼毛病，於是我建議她改善飲食習慣、適當攝取一些油脂，之後這些症狀就改善許多了。

這個例子也提醒一些年輕女性，千萬不要把油脂當作敵人，拚命去油、除油，這樣很容易造成膽固醇過低，讓情緒變得焦慮不安，反而大大地影響正常生活。

▼容易造成腦部功能退化的其他疾病

1 糖尿病

有研究指出，糖尿病也容易導致腦部功能退化，增加罹患失智症的風險。這是因為血糖過高易引起腦血管硬化阻塞，而使得血液循環變差，腦細胞因此得不到充分的營養。另一方面，過量的血糖也會使腦中產生不正常的膠狀物，於是記憶力、注意力、執行力都會下降。我在門診中也注意到，如果糖尿病患者血糖控制不理想，常影響到他們的理解力、記憶力。

2 高血壓

高血壓過去算是老人疾病，一般人都認為到了某個年齡之後，血管彈性變差，才會出現高血壓的問題。但是，由於現代人飲食和生活習慣的改變，許多年輕人也出現高血壓問題。

血壓如果過高，會衝擊腦部的血管，使血管硬化，造成血液循環變差；腦部得不到充分的滋養，就會失去正常運作的機能，於是就容易增加失智症的發生機率。

為了避免高血壓，平時就要特別注意自己的飲食內容、多做運動；已經患有高血壓病症的人，除了遵照醫師指示用藥照護之外，要特別注意每天攝取食物的鹽分不要超過六公克。

3 過度肥胖

過度肥胖不只是容易產生糖尿病、高血壓、高血脂，這些由過度肥胖所引發的疾病，也會對腦部造成不利的影響。

以前台灣有句俗語叫作「大塊呆」，意思是胖子都比較笨。其實從醫學的觀點來看也不無道理，身體如果有過量的脂肪，就會釋放出發炎因子傷害腦部。有一項研究指出，輕微肥胖者（身體質量指數25~29.9），失智症的機會會上升百分之三十五；嚴重肥胖的人（身體質量指數大於30），失智症的機會上升百分之七十四。因此ＢＭＩ指數過高的人，應該要特別注意可能對腦部造成的衝擊。

身體質量指數ＢＭＩ的計算方法＝體重（公斤）除以身高（公尺）的平方。

4 飲酒過量

除了以上的病症，飲酒過度是最容易衝擊腦部的行為。我在門診中曾經遇到兩位腦部功能退化的病患，他們年輕時都有酗酒的問題。其中一位是六十幾歲的女士，她以前是業務員，因為工作的關係需要交際應酬，常常喝到酒醉才回家，結果在她五十多歲時便逐漸出現記憶力減退、決策力下降等症狀。

另一位五十幾歲的先生，以前是公司主管，喜歡請屬下及客戶吃飯喝酒，而他為了展現豪氣，常常是飯局中喝得最多的一位。這位先生在四十歲之後出現走路不穩、手會顫抖、情緒不穩定、記憶力變差、反應變慢等症狀，原因就是喝酒過量所引起。

很多商場人士習慣在酒桌上談生意，許多年輕男女也喜歡在週末時去ＰＵＢ小酌、釋放壓力。酒精對我們的腦部功能影響很大，過量酒精會使記憶力減退，學習新事物的能力也會變差，甚至發展成失智症；如果每天飲用葡萄酒超過三百ＣＣ或其他相等酒精量的酒，長期下來會使腦部掌管記憶、決策、情感的海馬迴部萎縮，智力明顯受損。

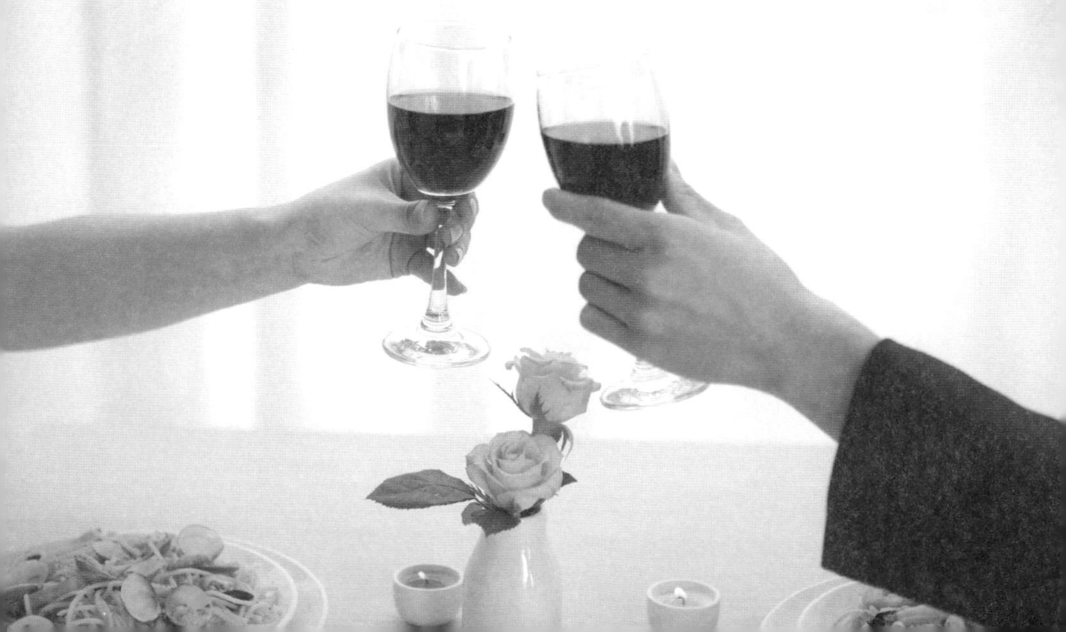

女性飲酒對腦部殺傷力最大

值得注意的是，經常飲酒對女性腦部功能的影響較男性更大。有項實驗結果顯示，雌鼠腦部排除酒精的速度雖然比雄鼠快百分之十五，但是在處理酒精時腦部也同時受到損害；而另一項研究也發現，長期飲酒造成的腦部萎縮情形，女性比男性嚴重。因此女性喝酒的量應該比男性少，如果是葡萄酒，男性每天不要超過一百五十ＣＣ，女性則不要超過一百ＣＣ；如果是啤酒，男性不要超過五百ＣＣ，女性則不應該超過三百ＣＣ，其他酒類依酒精濃度類推。

▼維生素E護腦、抗氧化

深色蔬菜、全穀類、核果、黃豆油、菜籽油等食物含有維生素E，具有抗氧化的作用，有保護腦部的功能。在義大利的一項研究中發現，維生素E在試管中可以阻止神經細胞的死亡。也有研究指出，如果每天補充適量的天然維生素E，就能降低老人失智症的發生率。

▼適量的茶和咖啡能抑制腦部發炎

茶和咖啡內都含有豐富的抗氧化物質，適量喝可以保護腦血管、抑制腦部發炎、減低腦部功能退化。

許多人相信，日本這個全球老年人口最高的國家，他們的老年人可以維持長壽的主要原因是健康的飲食。綠茶是日本人生活中常見的飲品，日本的研究指出，每天喝大約五百ＣＣ

綠茶，可以降低老人失智症和巴金森氏症的發生率。除此之外，茶葉裡的兒茶素也有改善血糖保護腦部的功能。

咖啡對腦部的優點多於缺點嗎？

在美國有一項針對八萬多人的研究指出，每天如果喝大約三百CC咖啡，就可以降低百分之二十罹患糖尿病的機會。適量喝咖啡，對於空腹、飯後兩小時的血糖狀況會有改善的效果。但要注意的是，咖啡也含有一種叫作咖啡脂（cafestol）的物質，會增加血液中膽固醇的濃度：有一項研究指出，如果每天喝咖啡超過六百CC，一個月以後，膽固醇會上升大約10 mg/dL，大量飲用抵銷了抗氧化物質原本對腦部的好處。我們一般在STARBUCKS喝的大杯咖啡差不多就是身體每天所能承受的咖啡因極限，所以對於某些習慣早上、中午、晚上各一杯，沒有咖啡就無法工作的「咖啡癮」上班族，我建議應該要改變這項習慣。

▼高溫烹調的肉類會傷害腦部

中國人的飲食崇尚高溫快炒，認為這樣才能呈現出食物的風味。不過近年來有人開始主張以低溫烹調的方式料理食物才符合健康，這是因為以攝氏兩百度以上高溫烹調的食物（像是煎魚、燒鴨、燒鵝、烤肉……等），含有較多的氧化脂肪，其中的氧化自由基會傷害我們的腦部。另外，乾魚、醃製品等含油脂較多的食品，如果在陽光下曝曬，也容易產生氧化的脂肪，因此乾魚、醃肉這些食物中含有較多氧化的脂肪。

美國的一項研究報告指出，氧化自由基會使腦部產生異常的膠狀物，而導致記憶與學習能力變差，嚴重時造成腦部功能受損；如果攝取富含抗氧化的維生素C、維生素E的食物如蔬菜水果等，可以降低失智症的發生率。德國的一項研究也指出，失智症老人血液中的氧化脂肪比一般人多，而他們血液中的維生素C、維生素E、茄紅素等抗氧化營養素則較少。

▼注意鹽攝取量，頭腦健康又聰明

鹽是我們日常飲食中不可缺少的調味料，在很多古老的社會都視鹽為珍品，它不但可以增添食物的美味，還有防腐的作用。

現代人都知道少鹽少油的飲食才是健康之道，但人體中還是需要鈉這個元素。鈉的功能主要是調節神經組織，以及人體內液體（包括血液）的電解質，如果缺乏鈉，會影響人體內蛋白質和碳水化合物的新陳代謝，也可能引發血壓的不正常。同樣的，如果鈉的攝取過多，一樣也會影響血壓，所以建議每人每天攝取食鹽的量為二到四公克，最多不要超過六公克，如果攝取過量，會引起高血壓、腦部動脈硬化，腦部的認知能力、記憶力下降，增加罹患失智症的機會。

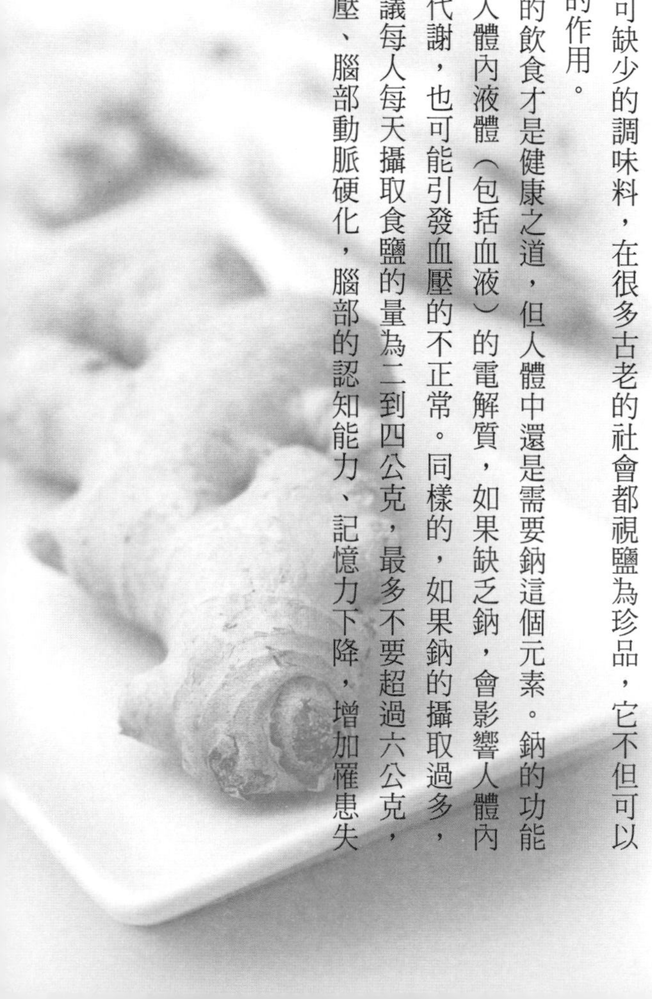

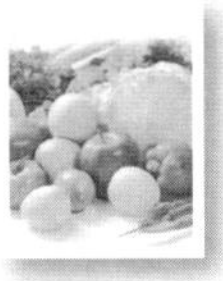

8-2 帕金森氏症

帕金森氏症是一種漸進的腦中樞神經系統的病變，它會使得人行動遲緩、肌肉僵直、手腳顫抖，知名的拳王阿里後來就罹患了帕金森氏症。

帕金森氏症多半在五十歲之後發病，這個疾病困擾著許多上了年紀的人，想要預防，就要從調整平常的飲食做起。

▼吃甜食應該適可而止

不僅小孩子愛吃甜食，吃甜食對大數多人來說都是很愉快的經驗，許多人相信吃甜食可以讓心情變好，從醫學上來看確實如此，如果我們吃進了高糖的食物，會使得體內的胰島素迅速增加，而胰島素會使血中色氨酸對其他胺基酸的比例增高，在競爭上處於優勢，容易進入腦中轉換成血清素，使人有愉悅感。不過大家應該了解，這種方法只能短暫刺激血清素，並不適合拿來作為改善情緒的良方。

攝取太多糖分對腦部發育不好。有一項針對老鼠的研究指出，給予高糖分的飲食會使牠們的學習力降低；而給予限制糖分的飲食，則可以減少牠們腦部蛋白質的變性退化，改善腦力。人類的大腦同樣需要足夠的蛋白質維持運作，吃甜食最大的問題是，它能迅速補充血糖，減少飢餓感，同時減少對於其他食物的攝取量，包括蛋白質。

另外也有研究指出，過量攝取甜食會提高罹患帕金森氏症的機會。根據研究指出，單醣和雙醣等糖類的攝取量，對於帕金森氏症是有正相關的影響。

▼記憶力衰退

我們的身體就像一部精密的電腦，它隨時注意外界的刺激，好調整身體的需求，想辦法求生存、平衡，所以每當我們對身體做了一件刺激的事情，體內自然會出現一些化學反應，好維持當下最好的狀態。不過，這些「當下」最好的狀態是不是會影響身體日後的機能和生活，就很難說了。所以我們應該盡量減少對身體的刺激，在飲食上也需節制。

老是吃太飽容易記憶力衰退嗎？

相信許多人都有吃太飽後昏昏欲睡、工作效率變差的經驗，在大快朵頤之後會想睡覺是人的本能，那是因為當我們吃了過多食物之後，腸胃有了更繁重的消化工作要做，於是大腦就會下達指令，將身體大多數的血液送往腸胃去執行消化工作，連原本在腦部執行工作的血液也會被喚去。這麼一來，腦部的血液循環變得比較不足。另外，吃過量的食物血糖就容易過度上升而傷害腦部。有研究指出，長期吃過量食物會使得記憶力退化得比較快。平常吃飯八分飽，就應適可而止。

▼缺鐵的孩子學習力變差

鐵質和血液的形成有關，事實上它也影響腦部機能，腦神經中傳導物質的合成、分解、運送都需要鐵，執行記憶功能所需要的蛋白質也需要鐵來幫助合成。如果身體缺鐵的話，就會使智力受損，倘若治療得太慢，腦部功能就不容易恢復了。

有一項研究發現，幼兒如果缺乏鐵質，語言及平衡能力會比較差；而另一項研究也指出，缺鐵的孩子在學校的成績一般來說會比較差，若藉由食物適量補充鐵質之後，記憶力、注意力、情緒問題可逐漸改善。不只是孩童，缺鐵的成人在補充鐵質以後，記憶力、注意力、情緒、體力也會獲得改善。通常缺鐵的症狀會表現在貧血上，貧血的症狀有臉色蒼白、疲倦、焦慮、工作效率變差等等。不過也有例外，像「海洋性貧血」患者體內的鐵質反而經常過量，如果以為只是一般貧血而隨意補充鐵質，就會造成嚴重的後果。

▼缺鐵的女人記憶力不好

我在門診中診治過許多缺鐵性貧血的女性患者，其中有一位三十多歲的女老師常忘記服藥，貧血的狀況時好時壞，當一段時間過去，她又出現在我的門診時，常會開玩笑：「當記憶力變差的時候，就想到該來看門診了。」

缺鐵是常見的營養問題，根據研究指出，有五分之一的兒童或年輕女性身體中的鐵含量是不足的。缺乏鐵質的原因很多，在落後國家常常是缺乏肉類及新鮮蔬果所致，而在富有的國家則是因為民眾喜歡吃高脂肪、高糖分等缺乏鐵的食物所造成；由此可知，營養不良或者營養不均衡，都是造成鐵質攝取不夠的原因。除此之外，女性特有的缺乏鐵質的原因，就是月經來臨時流失鐵質，或是過度減肥導致營養失衡。

鐵質過多非好事

鐵質對於身體很重要，但人體所需要的鐵質也有一定的量。有些人的鐵質太多，這種狀況常見於「海洋性貧血」患者或是中年之後的男性，而且大約有百分之十的人是由於遺傳的因素，造成吸收鐵質的能力特別強，隨著年齡增加，身體儲存的鐵質會愈來愈多。

如果女性有這種體質，每個月月經來臨時會流失大約六十ＣＣ含鐵質的血液，問題比較小，男性比較會有鐵質過多的情形，這個時候就不應該再補充鐵質，否則對腦部功能有害。有醫學文獻報告指出，過量的鐵會增強自由基傷害腦部的作用，而增加失智症的機會。如果想了解自己的鐵質是否過高，可以到醫院做血液檢測。

▼增強記憶力的祕密武器

1〉適量蛋黃，幫助大腦傳導與決策

大腦的神經傳導功能、記憶、決策的執行，與其中的傳導物質「乙醯膽鹼」的功能有很大關係。蛋黃中含有豐富的膽鹼，進入血液之後可以到達腦組織中，進而合成乙醯膽鹼；此

外，蛋黃也含有豐富的維生素A、E、B6、B12、鋅等活化腦部功能的營養素。有研究指出，如果缺乏維生素B12，會使記憶力減退，增加罹患失智症的機率；缺乏鋅則會使腦內蛋白質的新陳代謝變差。但是蛋黃所含膽固醇也比較多，建議一天吃的量不要超過一個，否則，過量膽固醇還是會傷害腦部功能的！

2 吃早餐，增強記憶力

吃早餐的好處大家已開始重視，許多媽媽會在孩子上學前叮嚀他們一定要吃早餐，認為這樣才記得住上課的內容，現在有許多數據可以支持這種說法。有一些研究也發現，吃一些食物之後的記憶力會比空腹時好，背下的單字也比較多。

反觀，小孩子養成了吃早餐的好習慣，大人們卻經常因為晚起或忙碌，忽略了吃早餐的重要性。因為生活作息不定時，許多人的三餐往往變成午餐、晚餐和宵夜，像有些人習慣睡到接近中午才起床，直接吃午餐；有許多上班族早上趕著上班，通常也沒時間認真吃早餐。從今天起，開始調整作息，讓早餐成為一天的開始吧！

如何正確吃早餐？

早餐如何吃也是一門學問。早餐如果吃一些肉類，效果比單獨喝含糖飲料（例如果汁、紅茶、奶茶、咖啡）更好，這是因為糖分只能增強短時間的記憶力，而肉類中的蛋白質，可以幫助儲存長期的記憶，如果你從事的是需要大量集中精神和腦力的工作，肉類可以提供較多幫助。不過，吃太多動物性脂肪會使學習能力下降，所以早餐所食用的肉類，應該以瘦肉為主，提高蛋白質的攝取而降低動物性脂肪的攝取。除此之外，烹調使用的油脂也要適量，而用來搭配吐司的起司、奶油，也應盡量避免含有反式脂肪成分。

早餐攝取一些全穀類食物也比喝含糖飲料好，這是因為全穀類含的纖維素及複合澱粉較多，可以使血糖比較穩定，有助於腦力的發揮。我提供比較適當的早餐營養攝取量：大約是百分之二十五的油脂，百分之十五肉類、豆類、牛奶等蛋白質，百分之六十的澱粉、醣類。

3 補充鋅，腦筋靈活反應快。

在我們身體所需的營養素中，鋅佔很重要的地位；雖然人體中的鋅含量並不多，約只有兩到三公克，不過和其他微量礦物質一樣，鋅是組成酵素的重要成分，負責人體內許多化學反應的催化。

醫學上證實了男性精液中含有大量的鋅，它影響精蟲的數量和品質，所以坊間有不少補充鋅的營養素補給品。我曾經為一位五十歲的男性看診，發現他一開始是為了性功能衰退而補充鋅，結果性功能並沒有什麼改善，反而感覺腦筋較為靈光了。這是什麼緣故呢？因為鋅是促進大腦機能的重要元素，我們的身體在儲存記憶的時候需要合成蛋白質，如果鋅的攝取量不足，合成蛋白質的過程就會不順利，這時就會出現記憶力衰退的問題。

有一項研究指出，只要矯正缺乏鋅的情形，對文字的記憶力就會提高百分之十左右。注意，我說的是在「矯正」缺乏鋅這種情況下，對於改善記憶力會有幫助，過度攝取鋅反而會造成身體負擔，因為它不像水溶性維生素一樣，可以自然排出體外。

4 吃堅果，增強記憶防老化

我們常在卡通上看見松鼠抱著堅果大啃特啃的模樣十分可愛，而松鼠給人們的感覺是反應靈敏、動作迅速，這或許和牠們的主食——堅果食物有關。

堅果是一種高熱量、高油脂的食物，食用過量會造成肥胖，但是適量食用則對腦部功能有一些好處。有研究指出，堅果食物可以改善腦部血液循環、增強記憶、延緩腦部衰老，這是因為它所含的單元不飽和脂肪，有改善腦神經傳導的作用，可使腦血管較為通暢，讓血液充分滋養腦細胞，另外還有豐富的維生素Ｅ、硒……等抗氧化物質，保護腦細胞不受到自由基的傷害。堅果類食物還含有一種礦物質「硼」，這種礦物質能夠調節腦部的電流活動，使人的反應變得更靈敏，同時堅果類食物也含有增強記憶力所需要的鋅元素。堅果類食物中的花生、核桃、杏仁、腰果富含卵磷脂，而卵磷脂是神經系統所需要的重要物質，能延緩腦部功能衰退，抑制血小板不正常的凝集，防止腦血栓形成。在歐洲及美洲，人們稱核桃為「益智果」，就是認同它有增進腦力的功能。

中國人在過年期間，習慣準備一些糖果和堅果類食物招待來訪的親友，一邊看電視一邊吃這些高熱量食物，往往一不小心就會攝取過高的熱量。建議每天所吃的堅果食物，不要超過三分之一飯碗的分量。

5〉吃全穀類，好處一籮筐

我們在日常生活中較少有機會吃到全穀類食物，為了讓穀類食物更精緻好吃，業者在採收之後會經過一道「去殼」的程序，這些穀類當中許多營養素，就剛好在難以下嚥的殼上。

全穀類食物包括大麥、糙米、小米、小麥、燕麥……等，因為含有外皮及胚芽，營養比白米、白麵等精製食物豐富許多，它們富含維生素E及維生素B1、B6、葉酸、菸鹼酸……等，這些都是維持大腦機能的重要營養素。美國的一項研究調查指出，如果能以全麥麵包、帶皮穀片、全麥片等來代替白麵包、白米飯，就可以減少腦部動脈阻塞情況，降低百分之三十到四十中風的危險，對增強腦力很有幫助。

小米粥、小米飯是中國北方常見的主食，小米中所含的維生素B1和B2高於白米一倍，其蛋白質含有較多的色胺酸和蛋胺酸，對腦神經傳導有益。

燕麥中含有腦部運作所需的維生素B群，也含有一種叫作「β-聚葡萄糖」的可溶性纖維，能夠減少腸胃道吸收膽固醇，使血液中的膽固醇濃度降低；美國的一項研究發現，每天吃一碗燕麥，可以使高膽固醇患者，膽固醇指數降低 5~6 mg/dl單位。

玉米胚芽富含亞油酸等多種不飽和脂肪酸，有保護腦血管的作用，而它的降血脂作用也可以避免腦部受到過量脂肪侵害。

小麥的胚芽裡有一種叫「膽鹼」的元素，它能保護腦神經，人腦中含有大量乙醯膽鹼，研究人員發現記憶力減退的人，大腦中乙醯膽鹼的含量明顯減少，而老年人、失智症的人更是如此，補充乙醯膽鹼會有改善記憶力的作用。膽鹼可以合成卵磷脂，使神經纖維保持彈性與健康，增強腦部活力，減緩腦細胞老化。一些研究指出，膽鹼對胎兒腦部的發育是很重要的，而孕婦攝取膽鹼之後，可經由胎盤及乳汁供應給幼兒。

▼每日五份蔬果，記憶力嚇嚇叫

在美國的一項研究指出，番石榴、柑橘類（柳丁、柳橙、葡萄柚等）、草莓、番茄、奇異果等含有多酚類、花青素、維生素C，可以阻止過氧化氫所造成的腦部傷害，有抑制腦部老化、改善認知、學習、記憶等功效。

在合成腦部重要的神經傳導物質「乙醯膽鹼」時，需要維生素C的參與，所以我們每天應該至少吃五份蔬菜水果（一份如蛋糕盤大小），以攝取足夠的維生素C。一項研究指出，葡萄皮的萃取物可保護腦組織避免受到氧化傷害，有助於預防失智症的發生。在義大利的一項研究也發現，葡萄或柑橘中含有的多酚類，在試管實驗中，可阻止神經細胞的死亡。

日本曾做過一項研究，將小老鼠餵食番茄四週後，發現可減少腦部退化。最近國外一些研究指出，蘋果不但富含多種維生素、脂類、醣類、礦物質等大腦執行功能所必需的營養成分，也含有抗氧化物質，防止自由基傷害腦部，對於增強記憶力有不錯的功效。德國研究人員從實驗中發現，每天喝兩杯蘋果汁可以改善某些人健忘的毛病。美國麻州大學研究人員在實驗中發現，每天飲用相當於人喝兩杯蘋果汁的老鼠，病理性的健忘症緩慢好轉，僅僅一個月，老鼠大腦內影響腦部功能的β澱粉蛋白的堆積就已減少。

▼腸內壞菌會傷害腦細胞

我在門診中常遇到一些患者因為便秘、肚子脹氣前來就醫，經過詢問之後發現他們很喜歡吃肉，較少吃蔬菜，導致胃腸蠕動不順，腸道內壞菌過多，經常覺得頭腦昏昏沉沉的，記憶力也不好。經過我的建議調整飲食習慣後，症狀大多已獲得改善。

一般人會發生腸道內壞菌過多的問題，通常是因為排便不正常，也就是便秘引起的。腸道內的壞菌如果過多，不僅會造成腹部不舒服，也會傷害腦部，這是因為壞菌會產生氨氣、酚等有毒物質，經過腸黏膜吸收後隨著血液進入腦部，造成腦神經細胞的傷害。

為了身體的健康，千萬不要小看腸胃運作不順的情況，更不能忽視排便的問題。平常應該攝取均衡的飲食、各種蔬菜水果，補充優酪乳、益生菌，減少腸道中的壞菌。

多咀嚼食物，能刺激腦部變靈光。細嚼慢嚥不但有助於維持消化系統的健康，更可以維持腦部的健康。有研究指出，吃飯時多加咀嚼，可以提高腦的活力，這是因為咀嚼會刺激唾液分泌，而大腦中負責分泌唾液的區域，與記憶和學習有密切的關聯。多咀嚼能促進大腦發展，有助於提高工作效率，預防大腦功能退化和失智。那麼，每吃一口食物要咀嚼多少次才夠呢？根據日本一項研究指出，食物在嘴裡至少要咀嚼十次，才能達到效果。我們可以在飯菜中多加一些需要咀嚼的食材，例如在飯或稀飯中加入適量的木耳、竹筍、綠豆、紅豆、黃豆、玉米、燕麥、糙米、全麥、花生、核桃仁、芝麻等；炒菜或煮湯時，可加入一些需要咀嚼的栗子、瓜子、核桃、杏仁之類的堅果，或放些海帶、蓮藕等不易煮爛的食材。當然，最重要的還是有自覺地改變進食的方式，即使平常工作再緊張忙碌，也應該提醒自己用餐時放慢速度，好好享受餐桌上的美味佳餚，才是健康之道。

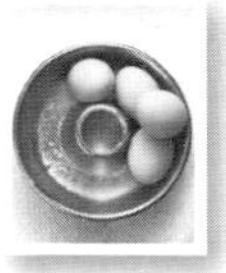

8-3 智力減退

血液中鋁含量偏高，容易智力下降。一項研究發現，罹患失智症的人腦部鋁含量明顯高於一般人。血液中鋁含量偏高的人也會出現頭痛、疲倦、記憶力下降、思考能力比較差……等症狀，因此，世界衛生組織建議每天鋁的攝取量不應該超過六十毫克，以免危害健康。

在日常生活中，我們可能食用到一些含鋁的食物，這些含鋁食物可能包括起司、人造奶精、受污染的水、胃乳片等，建議不要食用過量。止汗劑含鋁，使用時也需注意。此外，油條中含有鋁做的膨發劑，一天不要超過自己食指與中指體積加起來的食用量，等於一天不要吃超過0.3根油條。除了避免過度攝取鋁元素之外，也要預防「間接」攝入過量鋁元素。烹調食物時少用鋁鍋炒菜或鋁壺燒開水，可與不鏽鋼鍋、陶鍋、瓷鍋這些炊具輪流使用，尤其要避免用鋁鍋烹煮含醋、水果……等酸性食物，這是因為酸會溶解出更多的鋁。

很多人常會把吃不完的罐頭直接放入冰箱，這樣的保存作法其實是錯的，在真空狀況之下，罐頭的鋁元素較不易溶出，但一旦開罐之後，鋁元素較容易溶出，如果吃了這些開封過的罐頭，對身體其實是有害的。像玉米罐頭、沙茶醬、魚罐頭這些鋁製罐頭吃不完的話，可以把剩下的食物放在玻璃瓶、不鏽鋼容器，或者保鮮盒中保存。

▼避免鉛對身體的影響

鉛可以說是是腦神經細胞的一大殺手，過量的鉛累積在身體中，會逐漸傷害腦部機能。食物中如果含鉛量過高，記憶、理解、決策能力會明顯降低、影響工作效率、降低學習能力。有一項研究指出，每一百毫升血液中的含鉛量上升十微克，智商就會降低一分。

可能含鉛過量的食物，包括某些老式皮蛋或民間偏方、不合法的彩色糖果紙或彩色吸管，都要盡量避免。環境污染也會使食物含鉛，在工業發達的地方，如果沒有做好環境保護，這些含有大量重金屬的污水和廢氣，就會融入環境當中，經過食物鏈進入我們的身體。如果在工作場所需要接觸到鉛，應該到工作場合以外的清潔場所用餐，而且用餐前一定要換衣服及洗手，以免食物受到身體表面的含鉛灰塵污染。

排除環境污染的因素，我們日常生活中所使用的物品，可能在製作過程中就已經加入了過量的鉛，也是應該特別注意的。這些物品包括有殺蟲劑、不合格的化妝品、電池、陶磁器、染色玻璃杯、油漆、鉛水管等等。家中如果是使用老舊的含鉛自來水管，由於夜晚時水停留在水管內的時間較久，溶解出的鉛比較多，早上的水盡量不要飲用，可作為別的用途，下午的水再當飲用水；使用濾水器來過濾鉛，也是一種防毒方式。

▼乳製品能增鈣，維護腦神經傳導

乳製品是小牛、小羊的唯一食物，其中含有很多腦部發育所需要的營養素，它富含鈣質，及大腦所必需的胺基酸、維生素等。乳製品之中的鈣容易被人體吸收，而鈣正好是腦神經傳導的重要物質，喝牛奶可以喝出頭好壯壯的身體，也是有根據的說法。

很多人忽略，在乳製品當中的維生素B1，對神經細胞的新陳代謝來說很重要，它也含有色胺酸可穩定舒緩情緒，對腦部功能有幫助。

▼吃出聰明好腦力

很久以前坊間就流傳「吃魚會變聰明」的說法，相信許多人小時候也都有被父母要求吃魚的經驗。對於吃魚會變聰明的觀點，過去只是口耳相傳的「祕方」，而現在已有不少研究支持這項觀點。尤其是魚油，它能維持腦中電力。腦神經纖維傳遞訊息要靠「電」的傳導才能達成任務，而這個纖維外面則要包覆著不導電的脂肪外衣，以使訊息不受干擾，這就像電線外面會有一層塑膠的原理一樣。

魚類、植物油含有的不飽和脂肪酸，可使得腦神經細胞變得柔軟有彈性，並增進傳導與聯繫的功能，所以平常適量攝取魚肉、黃豆、橄欖、菜籽、葵花、杏仁、腰果、核桃……等油脂，對腦部很有幫助。

吃魚多選擇小型水產魚

同樣是吃魚，還是要有選擇。小型鮭魚、鯧魚、秋刀魚、沙丁魚、鯖魚……等小於三十公分的小型水產魚，其中重金屬含量比較少；食用超過一百公分的大型水產魚則要注意了，牠們在經年累月的成長過程中，吃下去的汞會累積在體內難以排出，因此建議每星期攝取大型水產魚的量最好不要超過兩百公克。

亞麻油酸能轉換成DHA。近年崇尚健康人士努力推廣在烹調過程中以優良植物油代替動物油的觀念，植物油中含有亞麻油酸，在身體中可轉變成DHA而改善腦部血液循環、清除傷腦的發炎物質，並合成重要的神經傳導物質乙醯膽鹼。除了有助於降低膽固醇的形成之外，也有助於大腦運作。

海水魚體內含有許多DHA，這是因為牠們攝食含DHA的藻類或其他魚類的緣故，DHA使牠們的細胞有彈性，可以抵抗在深海中巨大的水壓。人類腦部脂肪有百分之五十是不飽和脂肪，其中DHA佔很大的比例，如果DHA在腦中濃度高，神經細胞功能會比較好；若是缺乏DHA，則視覺、嗅覺能力都會變差。有一項法國的研究報告指出，食物中如果缺乏DHA，腦部產生能量的作用會下降百分之二十。美國的一項研究發現，血液中DHA濃度高的人比較不容易罹患失智症；缺乏DHA也會導致腦中的傳導物質多巴胺的功能不良，而提升巴金森氏症的發生率。

除了DHA之外，魚肉中也含有優質蛋白質、鈣、維生素D等營養素，可以改善大腦細胞的功能。有研究指出，適量吃魚不但能提高記憶和學習的能力，心情也會改善，憂鬱指數降低。

▼飽和與不飽和脂肪要調配食用

怎樣的脂肪比例是最好的呢？有專家在動物的研究中發現，長期食用動物性高脂肪的食物會使學習能力下降，所以每天攝取飽和脂肪與不飽和脂肪，以1：2的比例最為有利。

像豆漿和豆腐都是中國特有的豆類製品，這些老祖宗所研發出來的食物，不僅美味，其中更蘊涵很高的營養價值，其中的異黃酮素能提升學習力。黃豆製品中含有一種成分叫異黃酮素，有研究指出它對促進記憶力、預防失智症有些幫助。有研究者把受試者分成兩組，其中一組連續吃十週適量的豆漿、豆腐等黃豆製成的食物，和另一組沒有吃黃豆製品的人相比，智力測驗的成績進步得比較多，而且反應也變得比較快。

雖然動物性蛋白質是幫助成長發育最重要的營養素，它可以支援孩子們在成長過程中所需要的細胞組織合成。許多反對素食主義的人也認為，蔬菜中所提供的營養素，遠少於動物所能提供的營養素。其實無論是動物性營養還是植物性營養來源，對人的身體都很重要，蔬菜除了維生素和礦物質之外，它能給人體的東西也比我們想像中還要多，像是動物性的蛋白質可以維持健康的腦細胞，但是要讓這些腦細胞按部就班、效率驚人地發揮作用，還需要靠蔬果支援的營養素才能確實發揮作用。

▼幫助腦部抗氧化、思考敏銳的β蘿蔔素

這幾年透過商業廣告的介紹，大家都知道β蘿蔔素具有抗氧化的效能，可以減緩身體老化，其中也包括減緩腦部機能的老化。在美國的一項研究結果指出，腦中不好的膠狀物會隨著年齡而逐漸增加，這樣的變化會導致記憶與學習的能力變差，但如果給予抗氧化的蔬菜，會有減緩腦部老化的效果。

一項荷蘭的研究也發現：如果在日常飲食中，適量攝取富含β蘿蔔素食物（例如胡蘿蔔、甜椒、番薯、木瓜、芒果等）的人，思考能力比較敏銳。不僅只有魚類食物中的ＤＨＡ可以讓人變聰明，像是胡蘿蔔、甜椒、番薯、木瓜、芒果這些蔬果，也有助於幫我們培養出

優秀的腦力。一項研究也指出，像是甘藍菜、青花菜、青江菜等蔬菜含有許多的花青素，可以阻止毒性物質對腦部造成傷害，具有保護腦部的功能；另外像大蒜、洋蔥含硫的成分則可以減緩腦神經細胞凋亡的現象。

而卡通影片裡的大力水手，吃了菠菜後就力大無窮，把壞人打跑，在現實生活中，菠菜也有療癒的作用。菠菜富含鐵質，對缺乏鐵的人有補腦的效果，它也含有許多膳食纖維，可以促進腸胃道蠕動，防止糞便囤積在腸子中產生毒素傷害腦部。菠菜還含有類胡蘿蔔素，具有延緩腦細胞老化的功能，以及含有調節血糖的物質，防止高血糖傷害腦部。美國的研究人員曾經餵老鼠吃菠菜，結果發現牠們的學習能力增強，反應變得比較快。

菠菜瀝過的湯汁不要喝

正如任何食物不宜吃過量一樣，菠菜含草酸較多，會妨礙人體吸收鈣、鋅之類的礦物質，而且過量的草酸還會增加尿路結石的機會，所以吃菠菜以每天半個飯碗的量就足夠。同時，在進行烹調之前，可以熱水將菠菜燙過，瀝過的湯汁不要喝，以減少菠菜的草酸含量。

▼吃辣椒能保護腦細胞被氧化

辣椒中含有許多的維生素C、類黃酮、胡蘿蔔素，它的維生素C含量在蔬菜中是數一數二的；類黃酮與胡蘿蔔素可減少腦部被氧化自由基傷害。此外，它所含的辣椒素能刺激味覺、促進大腦血液循環、調節腦神經傳導。

究竟吃多辣對腦部最好？

吃辣或不吃辣是每個人的喜好，有些人特別愛吃辣，無論吃什麼料理都要加上一瓢辣椒醬，才覺得夠味。到底怎樣分量的辣椒才有益於腦部健康呢？其實可以用自己的感覺來評估，如果食物辣到口腔或舌頭疼痛就是過量了。另外有一些情況要特別注意：胃炎或消化性潰瘍患者不可吃辣椒，對刺激性食物會產生皮膚發紅、發癢等過敏反應的人，也不宜多吃。

▼過量味精會傷害大腦

「味精」是廚房裡常見的調味品之一，也是許多婆婆媽媽們信奉不悖的美味關鍵。很多人都知道，味精吃多了對身體不好，不但如此，味精吃多了還會傷害我們的大腦。

有一位女性年輕患者，她每次吃了味精調味的食品，都會出現心悸、臉發紅的現象，因此她認為味精很毒，不敢吃。事實上，大約有百分之五的人和她一樣，是對味精過敏的體質，而一般人適量食用味精是可以的。

味精的主要成分是穀胺酸鈉。許多天然食品都含有穀胺酸，例如番茄、菇類、小麥、玉米、甘蔗、海菜、豆類等。此外，食物中的蛋白質，其中百分之十到三十也是穀胺酸，人體也可自行合成此種胺基酸。穀胺酸是腦神經傳導的重要物質，味精與人體自行製造的穀胺酸鈉在結構上並沒有分別，但是如果大量的穀胺酸鈉進入身體，會造成腦神經過度興奮而受損。味精裡也有大約百分之十三的鈉離子量，攝取太多的鈉離子會使血壓升高、腦血管硬化。世界衛生組織曾建議孕婦及一歲以內的嬰兒不要吃味精。有研究指出，一歲以內的嬰兒如果食用味精會有腦細胞壞死的可能性，妊娠後期的孕婦若吃過量味精，則會導致胎兒缺乏鋅元素，影響孩子出生後的智力發展。正常人每日攝取味精量，建議成人不要超過五公克，兒童則不要超過兩公克，都是安全範圍。

▼改善憂鬱的食物使腦力提升

現代人由於過度緊張和忙碌，憂鬱症病發的機率很高，許多人也有情緒方面的困擾，情緒低落會使得腦力難以充分發揮。有些人在情緒低落的時候會靠著酗酒、吃甜食、不當使用藥物等等，傷害身體的方式減緩憂鬱的衝擊，但其實如果我們在平日的飲食當中特別注意攝取某些食物，就可以減少憂鬱發生的機率。

有一種叫作葉酸的營養素，可以除去傷害腦部的「同半胱胺酸」及「氧化自由基」，增加腦中DHA的濃度，降低憂鬱的情緒。同時，它也是維生素B的一種，稱為B9，在蔬果中含量很多，例如柑橘類、深色葉菜等。它對腦部發育很重要，如果孕婦缺乏葉酸，胎兒的神經系統發育會比較差，智力也比較低。除此之外，一項研究指出，缺乏葉酸會導致記憶力下降。

▼柑橘和深色葉菜給你好心情

葉酸在一些蔬菜水果中含量很多，例如柑橘類、深色葉菜等。烹調深色葉菜時要注意，葉酸遇熱時會被破壞，因此青菜不要煮太久，還是綠色的時候就應該撈起來。

第9章

吃遍美味，吃進健康！

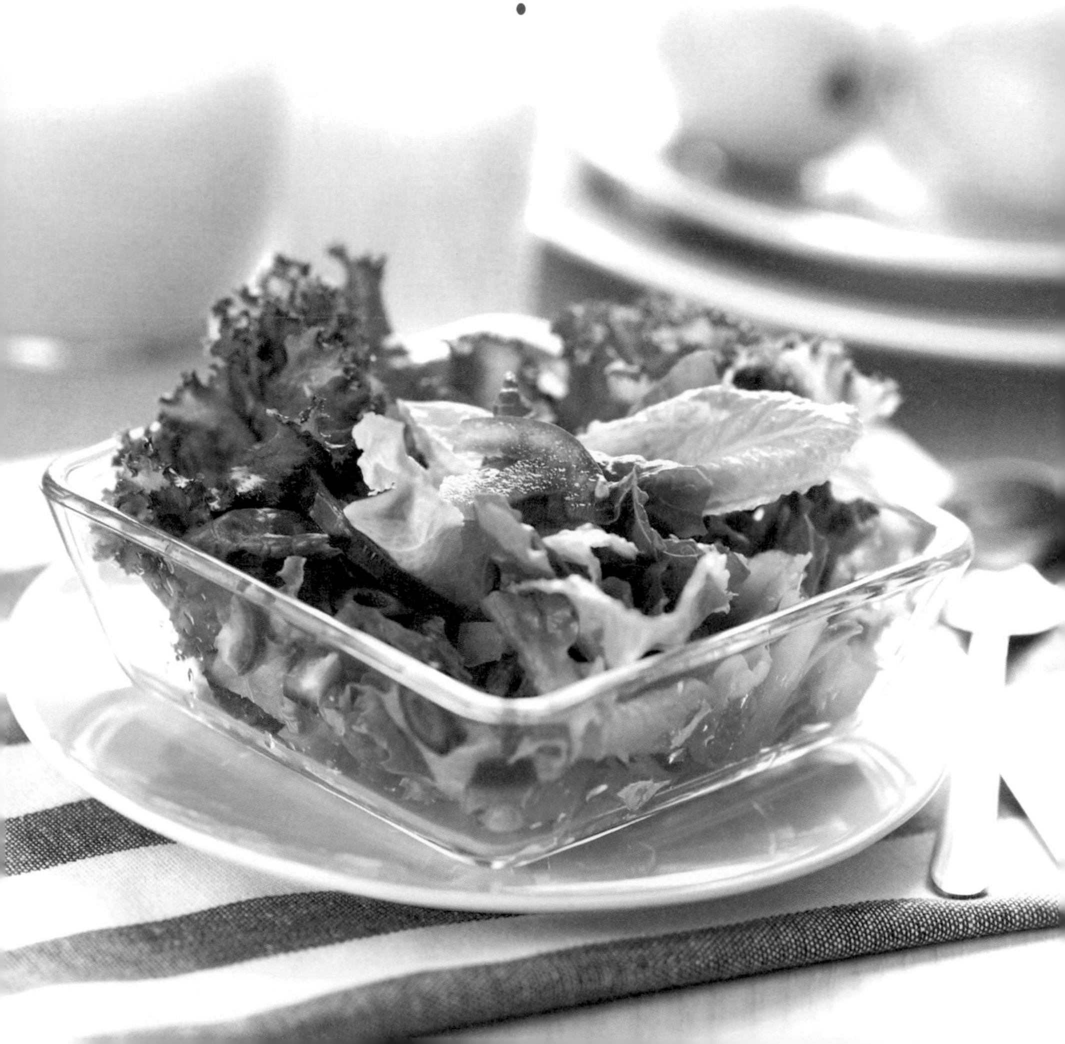

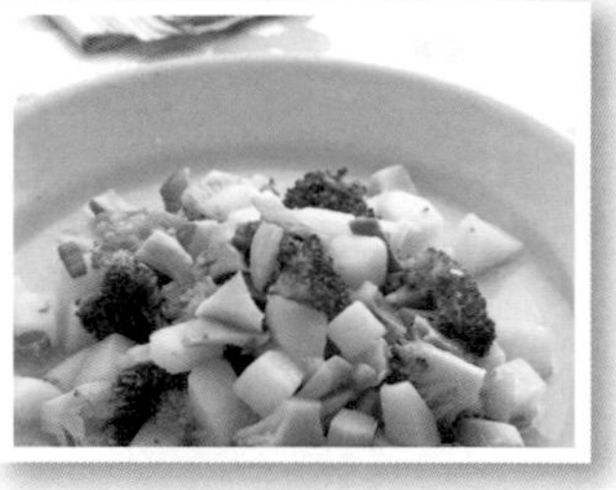

身材好窈窕 1

鮑魚菇洋芋

材料

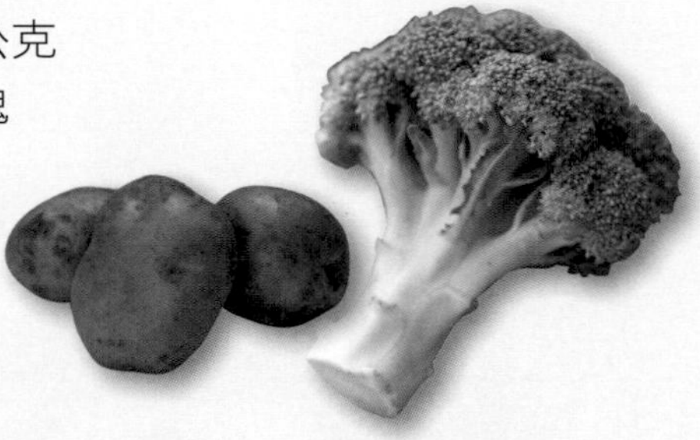

- 馬鈴薯、鮑魚菇各150公克
- 青花菜2杯，都切成小塊
- 橄欖油1湯匙
- 少許鹽
- 青蔥1根切碎
- 大蒜2瓣切碎

作法

① 用中火將油鍋加熱，放入橄欖油，加入馬鈴薯和少許鹽翻炒，至馬鈴薯呈金黃色。

② 加入鮑魚菇，把火調小，加蓋煮5分鐘，至鮑魚菇變軟。

③ 加入青花菜、蔥和大蒜，拌炒2分鐘，加入半杯水，開蓋煮5分鐘，至青花菜稍軟，盛起上桌，可配糙米飯食用。

功能

鮑魚菇、青花菜含多量纖維素，熱量不高且美味有飽足感。馬鈴薯的熱量大約為米飯的百分之六十。

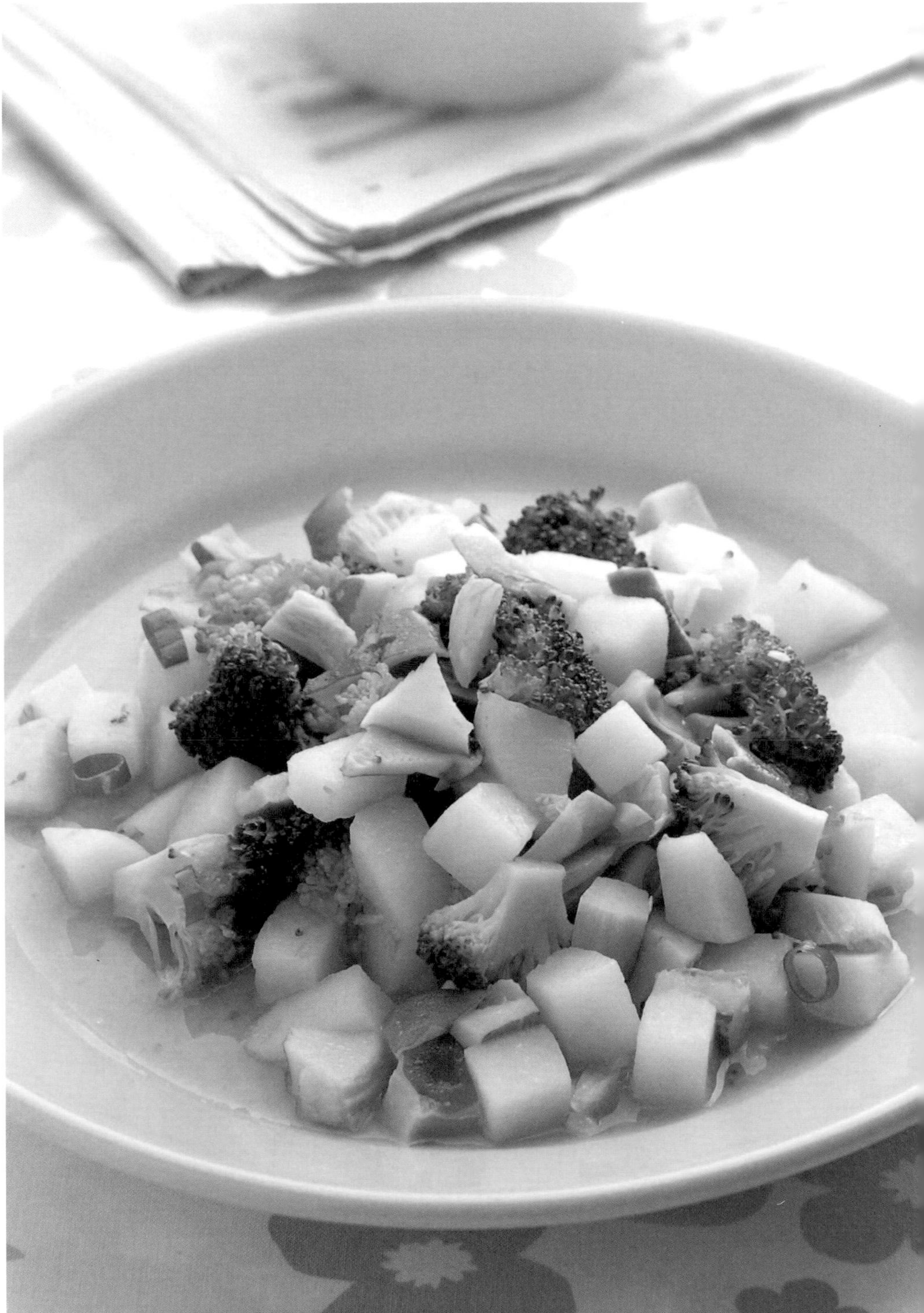

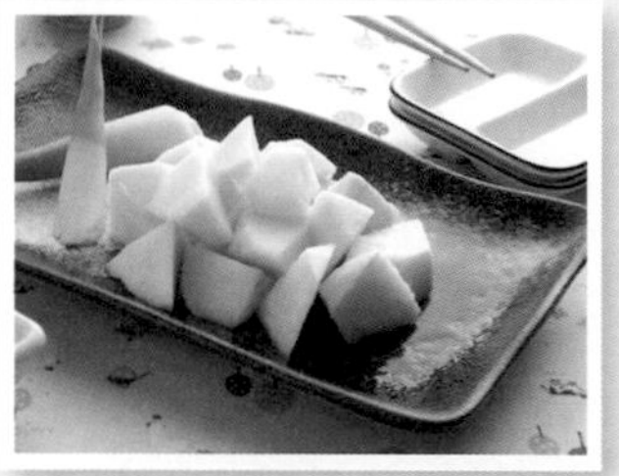

綠茶涼筍

材料

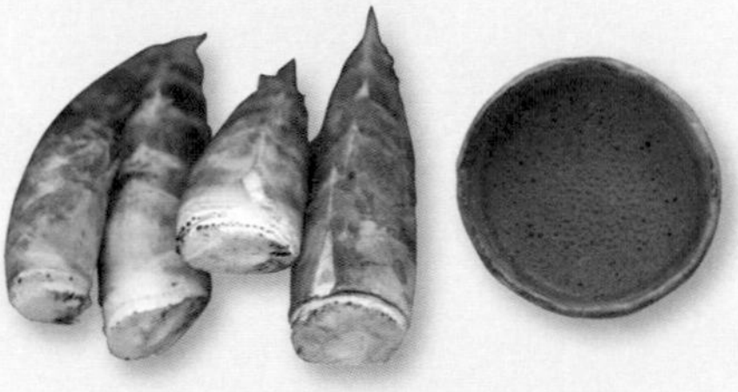

- 竹筍500公克
- 綠茶粉1茶匙
- 沙拉醬少許

作法

① 先把竹筍洗乾淨，連外殼用冷水以大火煮開，改用小火繼續煮約50分鐘至熟，放涼後去掉外皮切成塊狀裝盤，置冰箱內冷藏備用。
② 將綠茶粉與沙拉醬拌勻備用。
③ 要食用時將涼筍取出，加入適量醬料在筍塊上即完成。

功能

此料理可配其他食物及飯或麵食用。綠茶含有兒茶素，能抑制腸道吸收脂肪，並且可促進體內脂肪的消耗。竹筍富含纖維質，熱量低每一百公克僅含二十二大卡，吃了有飽足感。沙拉醬不可加太多以免增加熱量。

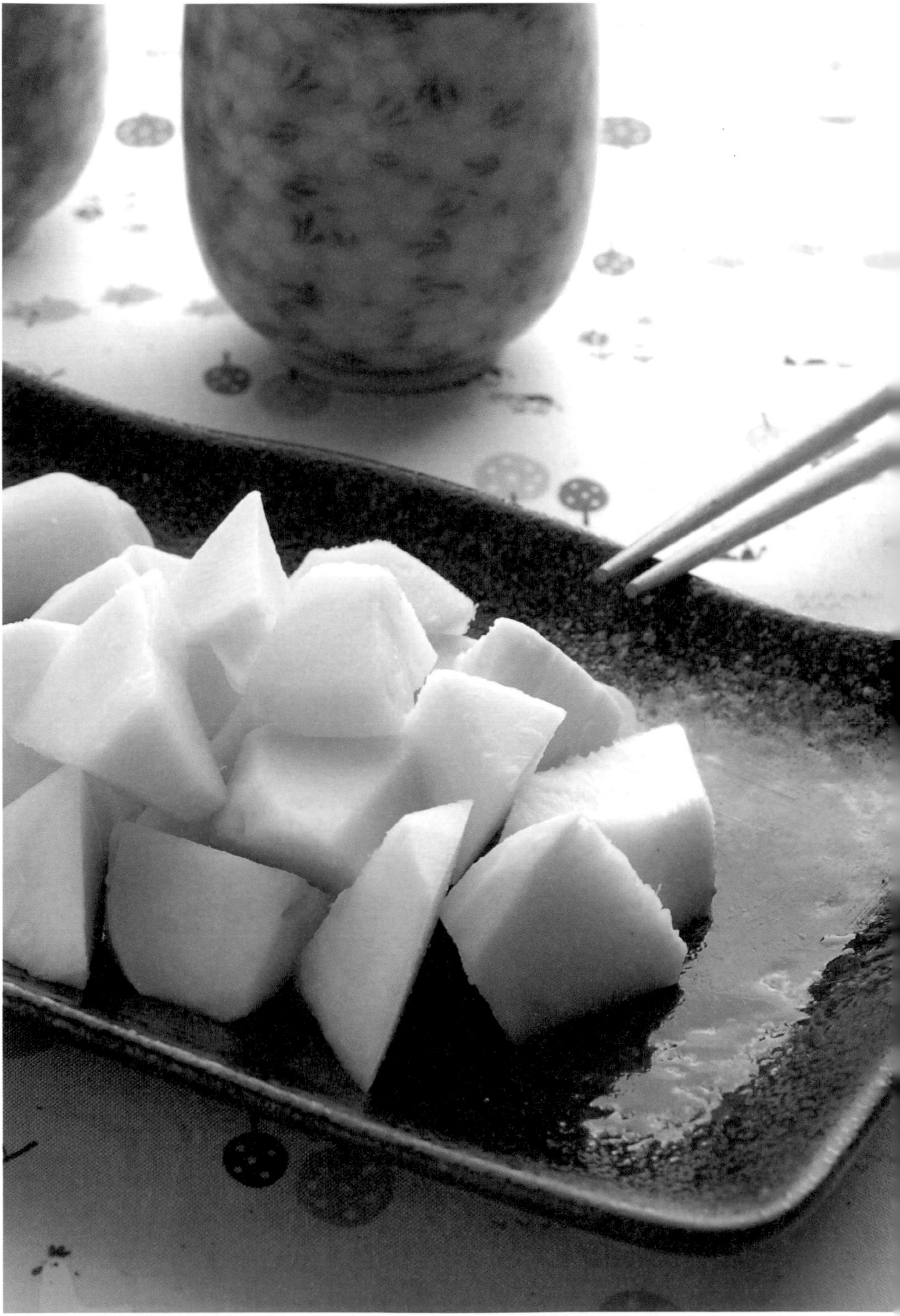

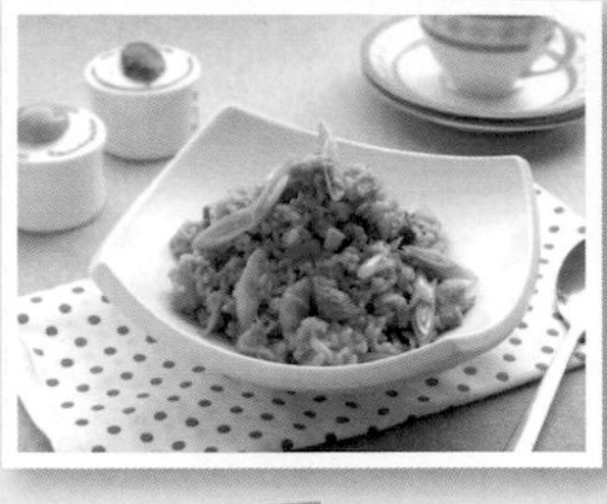

天天好美麗 1

南瓜糙米雞肉飯

材料

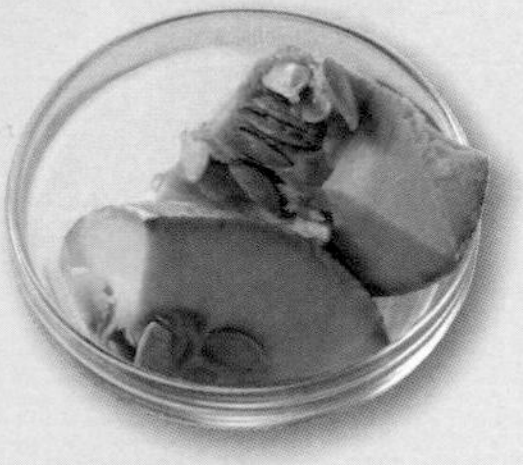

- 南瓜300公克，切成塊狀
- 任選一種菇類100公克，切片
- 雞腿肉（要去骨去皮）1隻，切小塊
- 蒜苗1支，切片・糙米2杯
- 醬油膏少許・水3杯

作法

① 先把糙米洗好以 3 杯水泡 1 小時使其軟化。

② 把糙米放進電子鍋裡，雞肉和南瓜放在米上不要攪拌，然後把電源打開，大約30分鐘後，飯煮好了燜一下。

③ 把炒鍋加熱，倒入少許油，先把蒜苗炒香，然後加入醬油膏和菇炒軟後，再將先前煮好的南瓜雞肉飯倒進炒鍋內拌勻即完成。

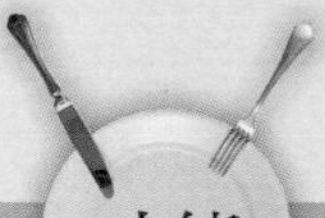

功能

南瓜含類胡蘿蔔素與維生素 E ，可改善皮膚角質減低粗糙，也可以減少角質層損失水分而幫助保濕。糙米與蒜苗富含維生素 B ，對皮膚角質的形成及維護也很重要。

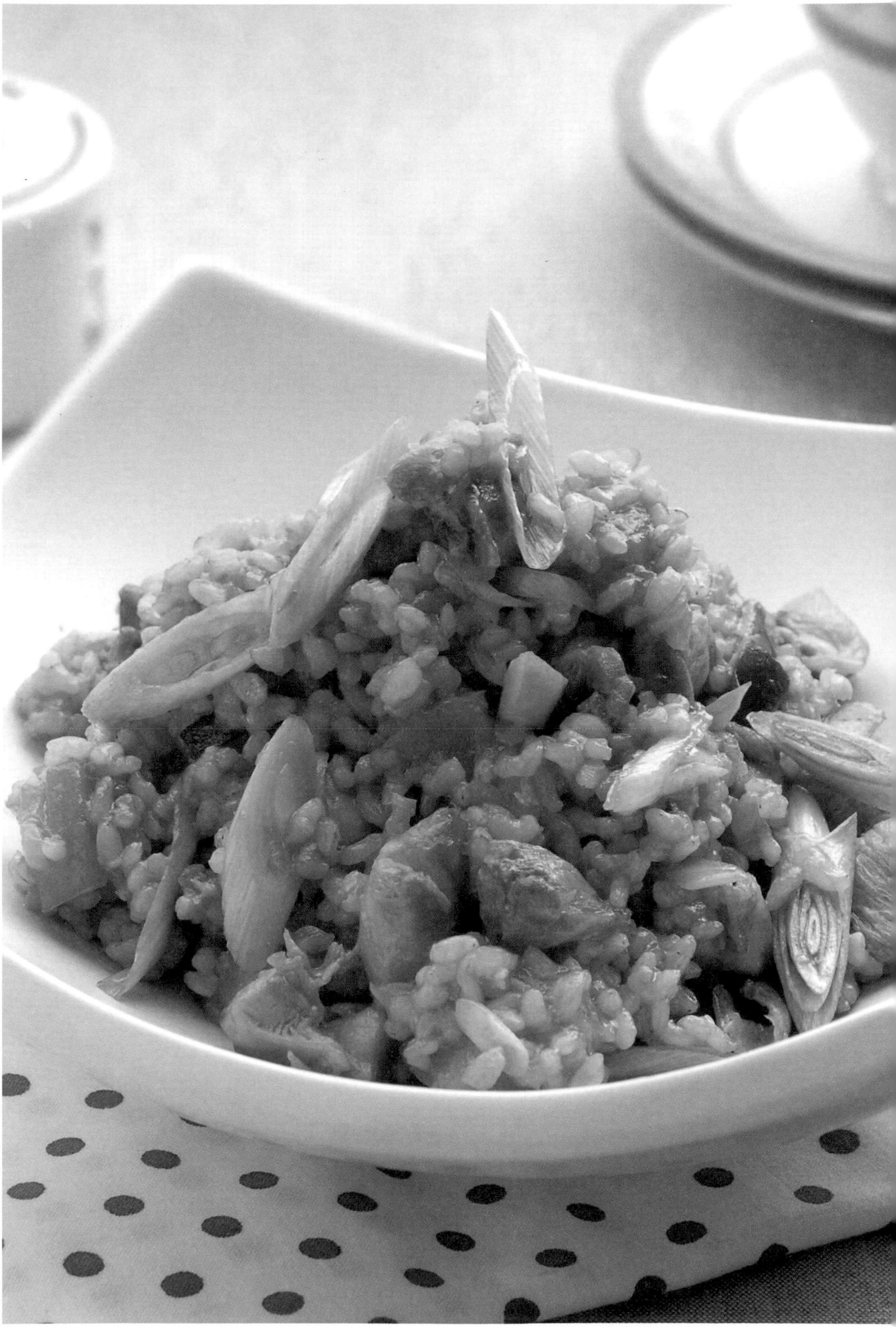

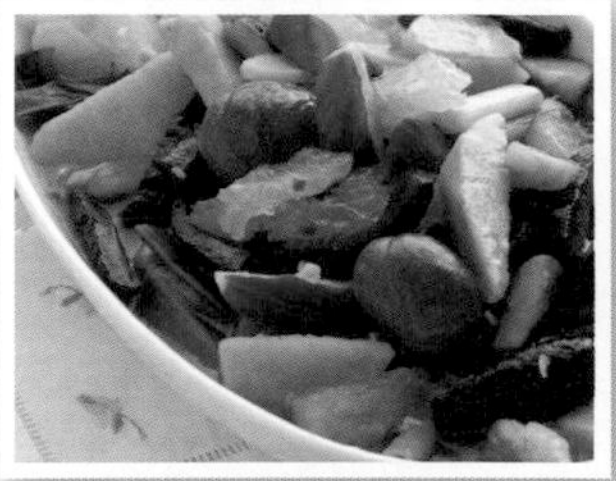

天天好美麗 2

蹄筋燴海參

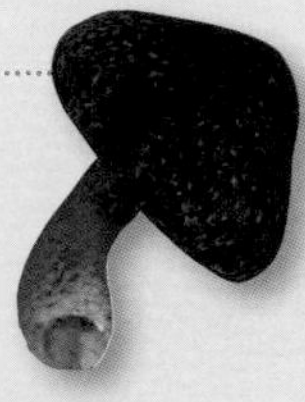

材料

- 海參２條
- 蹄筋３條，切小塊
- 栗子50公克
- 蔥２支
- 小香菇10朵
- 冬筍１支，切片
- 木耳１朵，去蒂切片
- 小黃瓜１條，切片
- 薑１小條，切片

作法

① 海參去內臟與泥入滾水加少許米酒、蔥、薑煮沸，改小火煮5分鐘，撈出沖涼切片備用。栗子煮5分鐘剝皮備用。

② 把炒鍋加熱放入油，再加入香菇與蔥炒香，加入木耳、蹄筋、冬筍及少許糖、蠔油、胡椒炒勻，加少許水，改小火煮5分鐘，再加入海參、栗子、小黃瓜拌勻，再用番薯粉水勾芡淋上少許麻油即可起鍋。

功能

海參、蹄筋可提供胺基酸原料讓皮膚合成膠原蛋白，木耳含膠質有助於改善皺紋。栗子的成分可使皮膚細胞彼此連結較為緊密，而改善皺紋。小黃瓜、蔥、香菇含維生素Ｂ、Ｃ可幫助合成皮膚膠原蛋白。木耳與蔥可改善皮膚的血液循環。

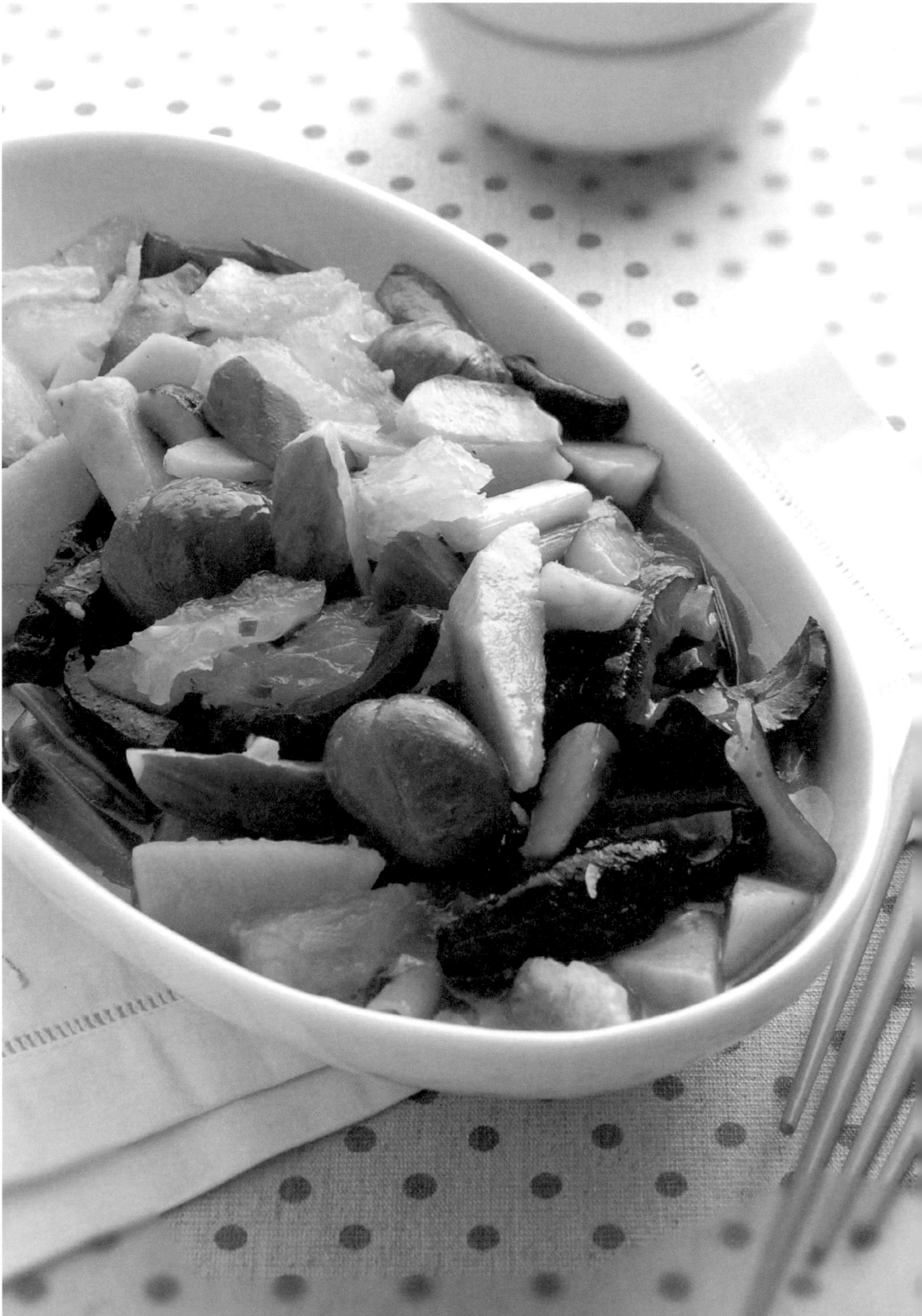

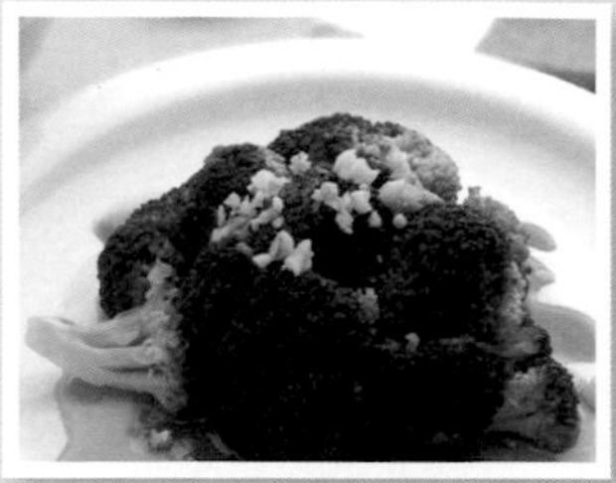

1 腸胃好順暢

蠔油花椰菜

材料

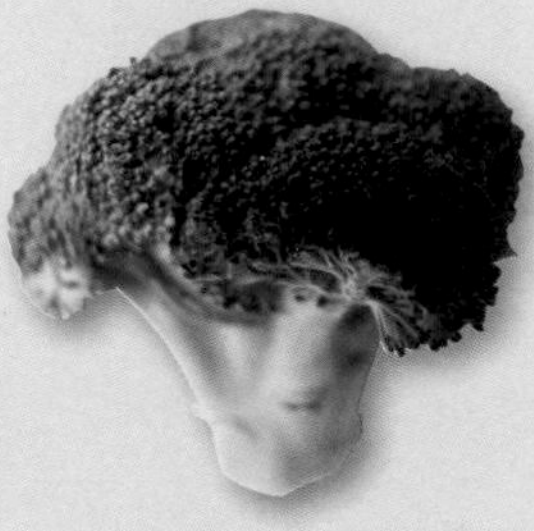

- 綠花椰菜250公克
- 沙拉油 1 大匙
- 蠔油 2 大匙
- 蒜頭 3 小顆，剝皮切碎

作法

① 先將綠花椰菜切小塊，放入沸騰水中，加少許沙拉油煮熟，瀝乾後備用。

② 再次熱鍋，加入 1 大匙沙拉油、蒜末爆香，撈出蒜末後與蠔油調勻作為綠花椰菜的沾醬。

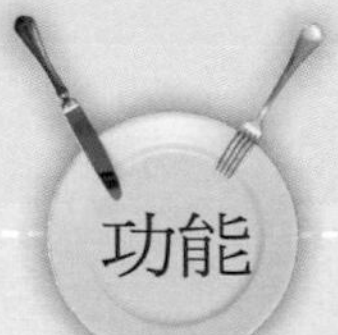

功能

綠花椰菜抑制幽門桿菌補充纖維素。蒜頭抑制幽門桿菌，纖維素可調節腸胃道蠕動，幽門桿菌感染會增加胃潰瘍、胃癌的機率。

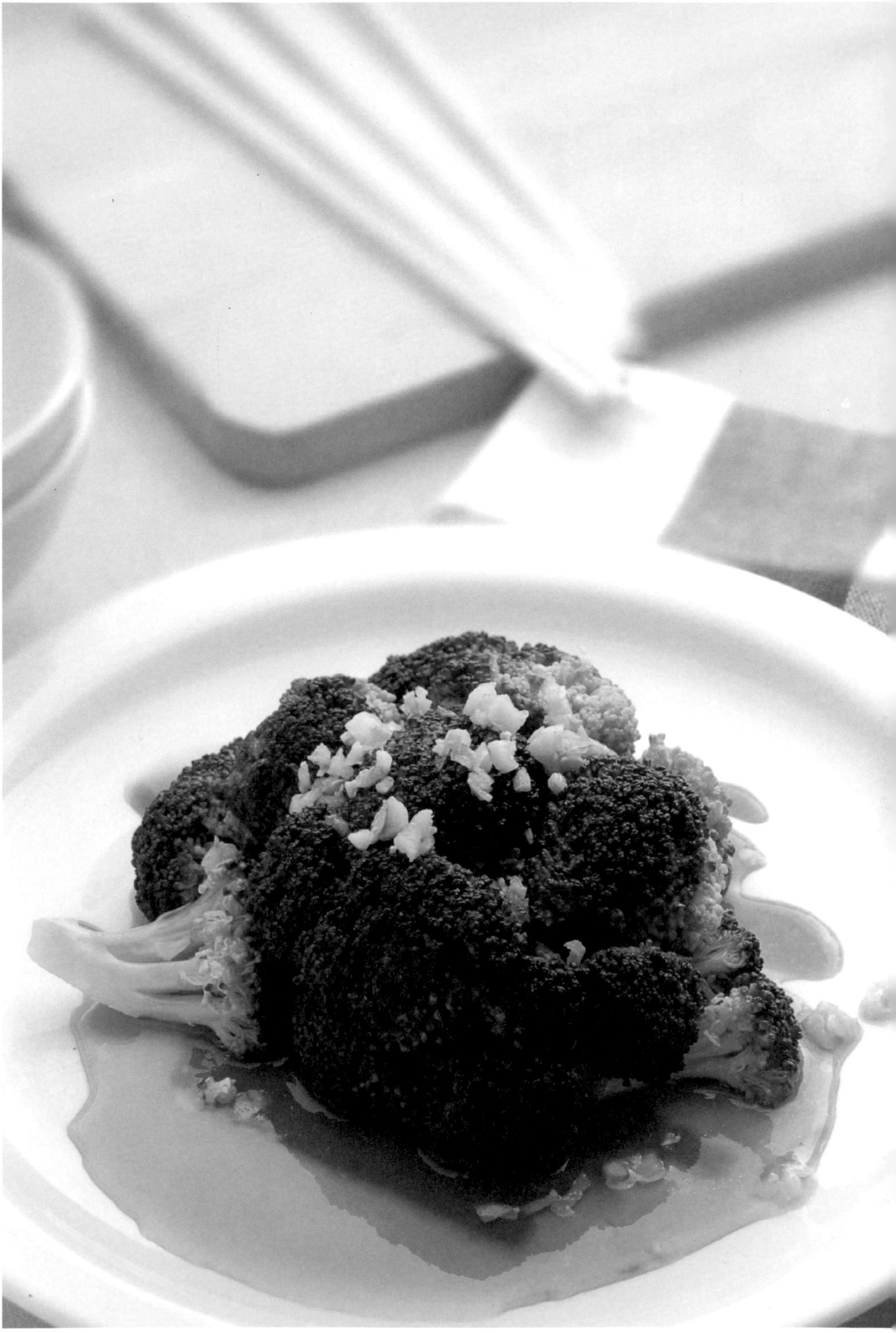

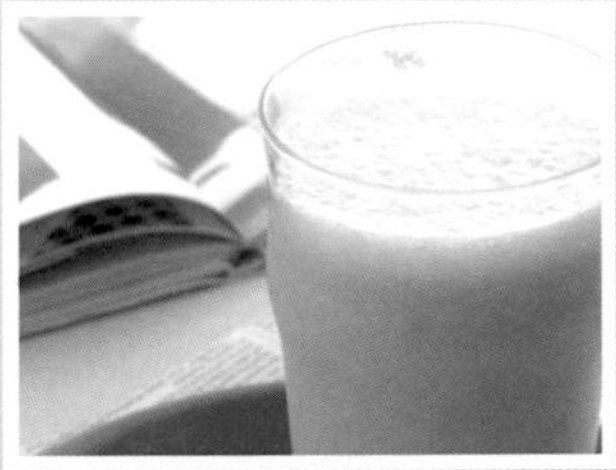

腸胃好順暢 2

綜合水果優酪乳

材料（兩人份）

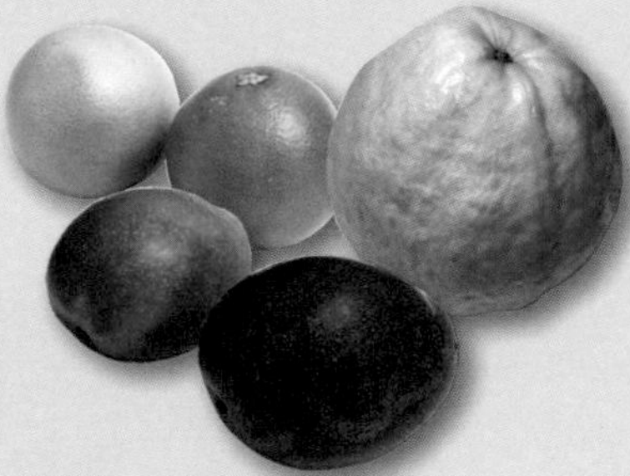

- 200cc優酪乳
- 芭樂 1 個
- 芒果 1 個
- 柳橙 1 個，去皮與籽
- 冷水150cc
- 碎冰塊 1 碗

作法

將以上水果切丁與冷水、碎冰塊一起用果汁機打匀，不要把纖維濾掉，再加入優酪乳攪拌 1 分半鐘即可。

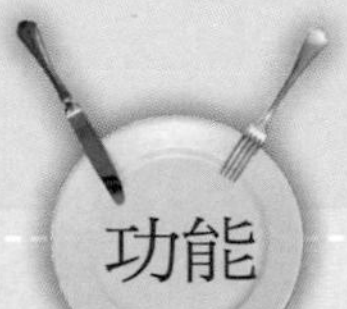

功能

優酪乳補充益生菌。芭樂、芒果、柳橙補充果寡糖、纖維素。果寡糖可幫助益生菌在腸道中繁殖。纖維素可調節腸胃道蠕動。

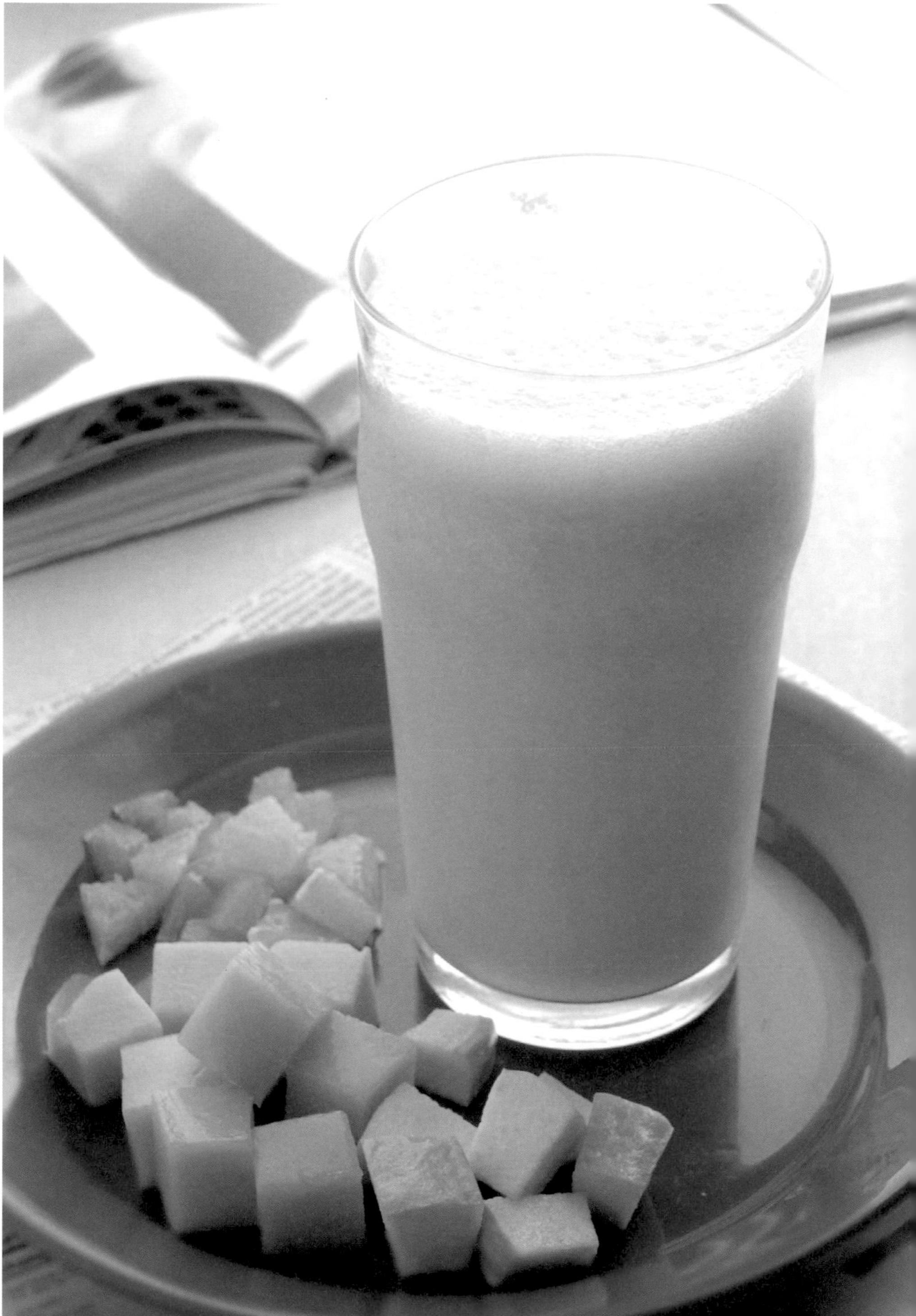

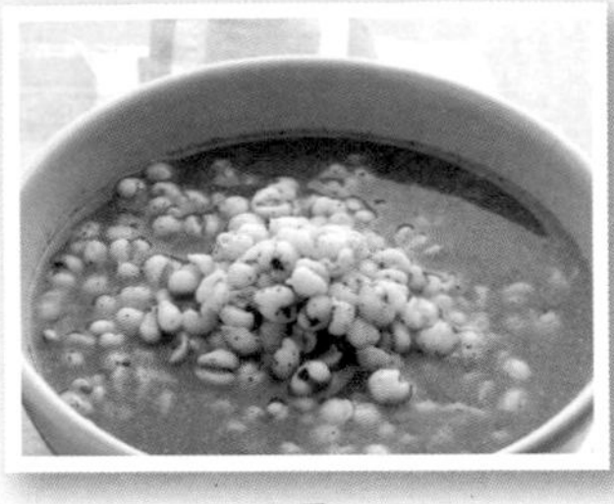

肝膽好乾淨

芝麻薏仁粥

材料

- 芝麻粉 2 大匙
- 薏仁 1 小杯
- 冰糖50公克
- 水800 CC

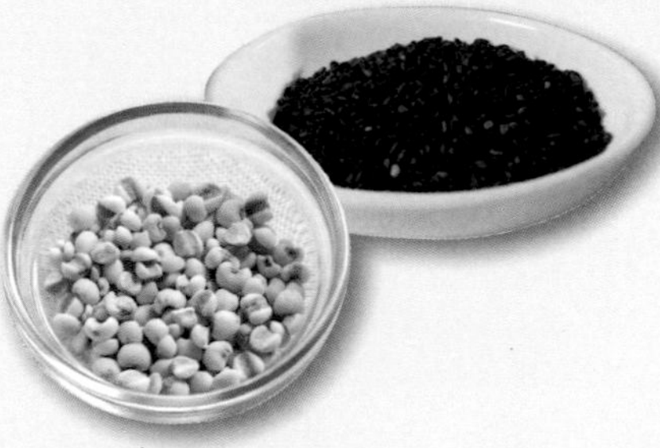

作法

乾薏仁不容易熟需先泡水3小時，加入水800CC，以電鍋煮約30分鐘之後，再加入冰糖及芝麻粉，再煮10分鐘即可。

功能

芝麻含有芝麻素、亞麻油酸，能促進肝臟脂肪酸分解，避免脂肪囤積造成傷害。而芝麻同時也具有抗氧化的成分，能增加肝臟中的穀胱甘肽和甲硫胺酸，防止細胞老化病變。另外，芝麻素也提升體內維生素C、維生素E抗氧化保肝的能力。

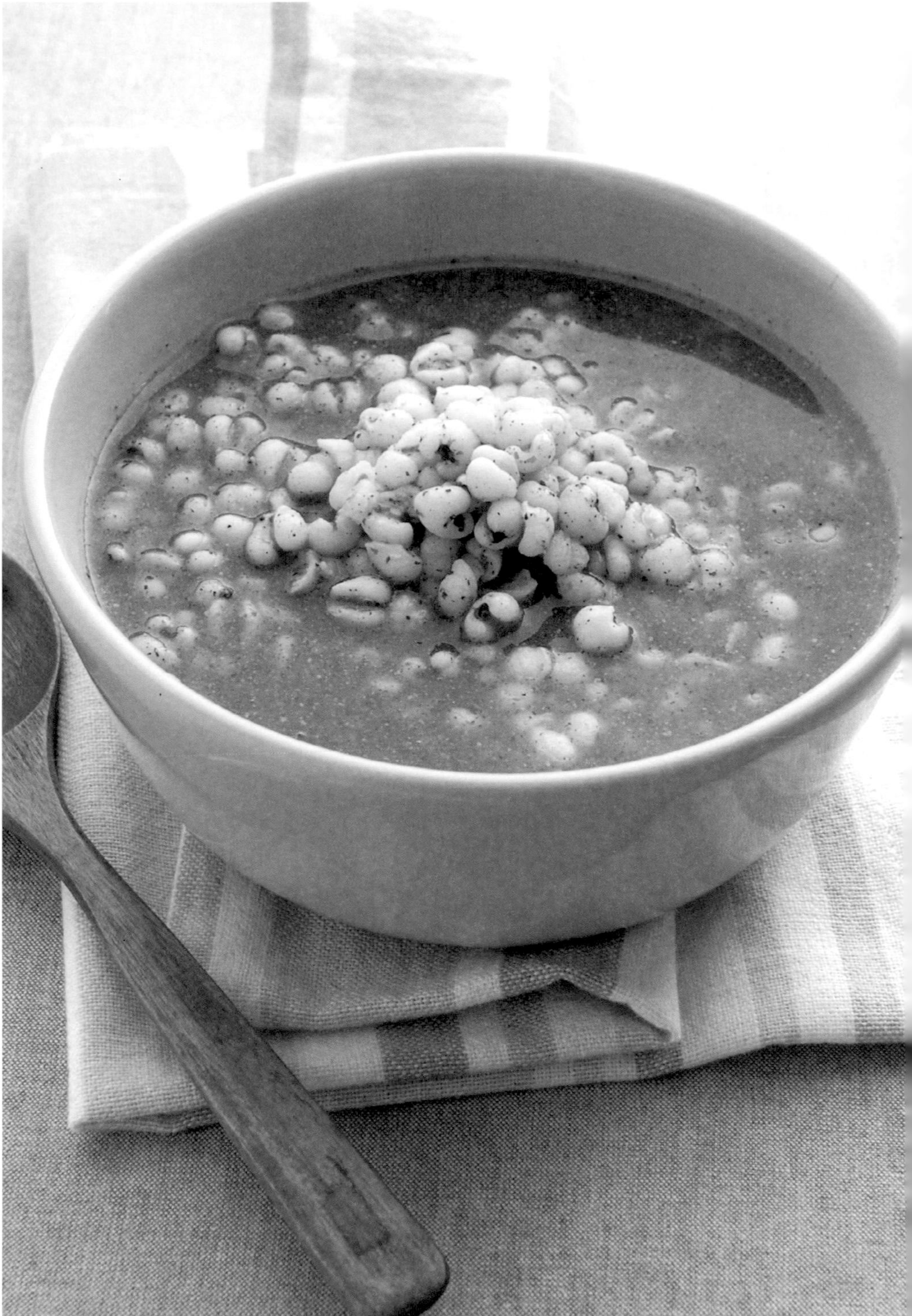

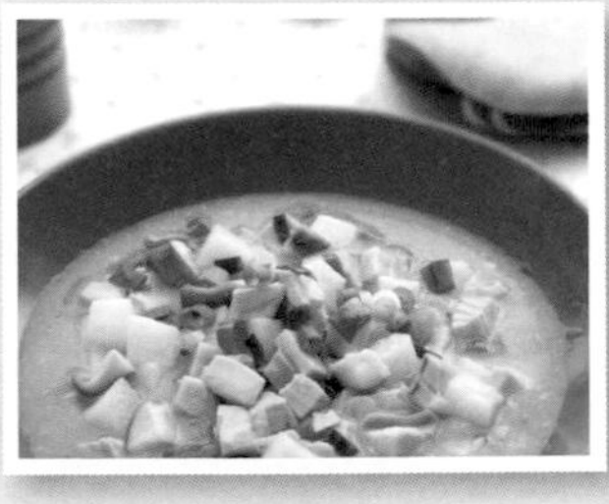

1 排毒好護腎

山藥香菇羹

材料

- 山藥50g
- 香菇 1 朵
- 鮭魚30g
- 青蔥 1 根
- 番薯粉水1茶匙
- 麻油少許
- 鹽少許

作法

① 將山藥切丁，香菇稍微泡過切丁，鮭魚洗淨切小塊，分別燙熟備用。

② 鍋中放入 1 大匙橄欖油加熱把青蔥爆香，再放入山藥、香菇、鮭魚及調味料炒拌均勻即可。

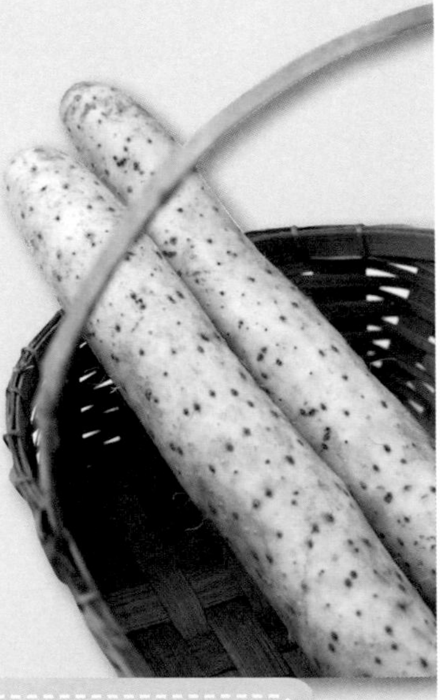

功能

山藥的成分能維護腎臟過濾功能，有護腎的效果。

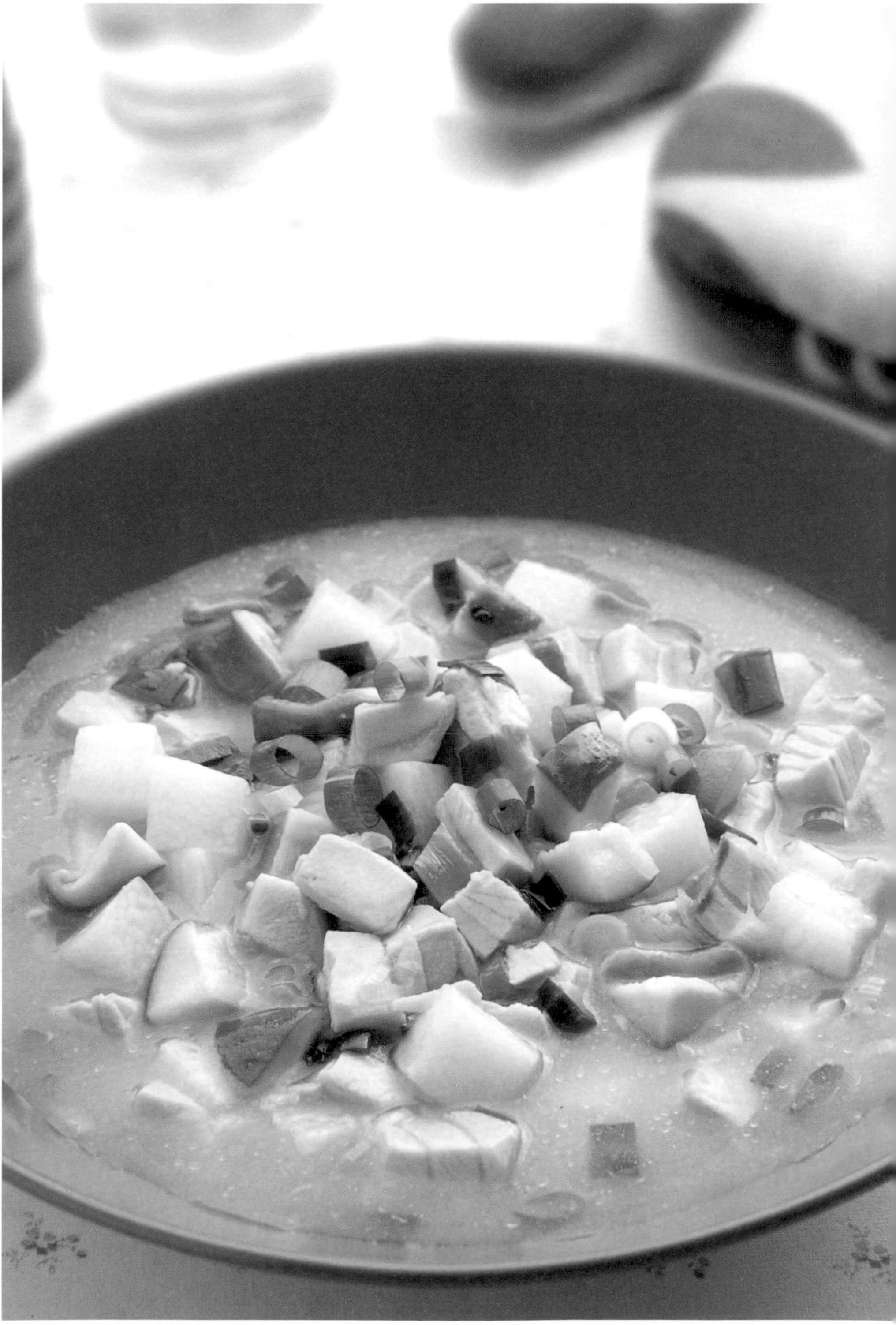

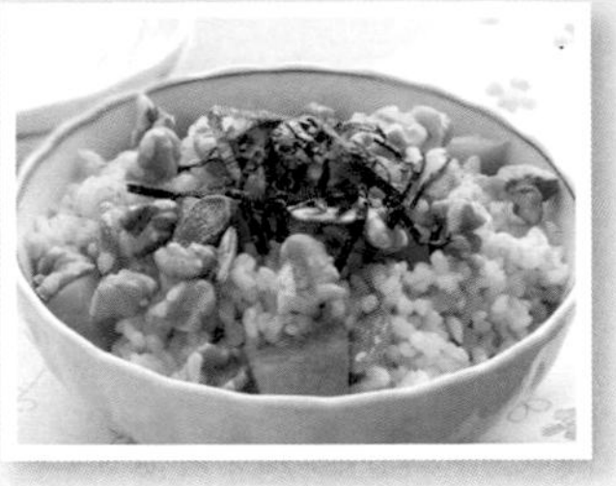

2
排毒好護腎

南瓜糙米飯

材料

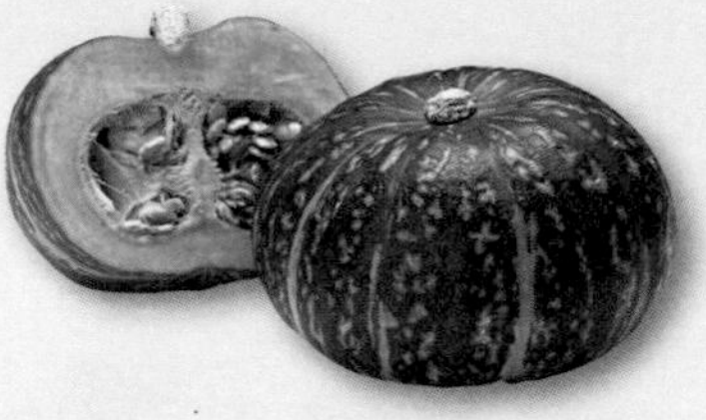

- 中型南瓜1/2個
- 糙米 2 碗
- 南瓜子、紫菜絲、核桃少許
- 麻油少許

作法

① 南瓜去皮切成小塊。
② 把糙米清洗後再浸水3小時，然後與南瓜一起煮熟。
③ 飯熟後加入紫菜絲、南瓜子、核桃、麻油少許。

功能

南瓜含有豐富的胡蘿蔔素及類胡蘿蔔素。南瓜子含植物固醇，都可抑制攝護腺組織異常增生。糙米含豐富的纖維質，能使尿液中流失的鈣減少而有預防結石的作用。

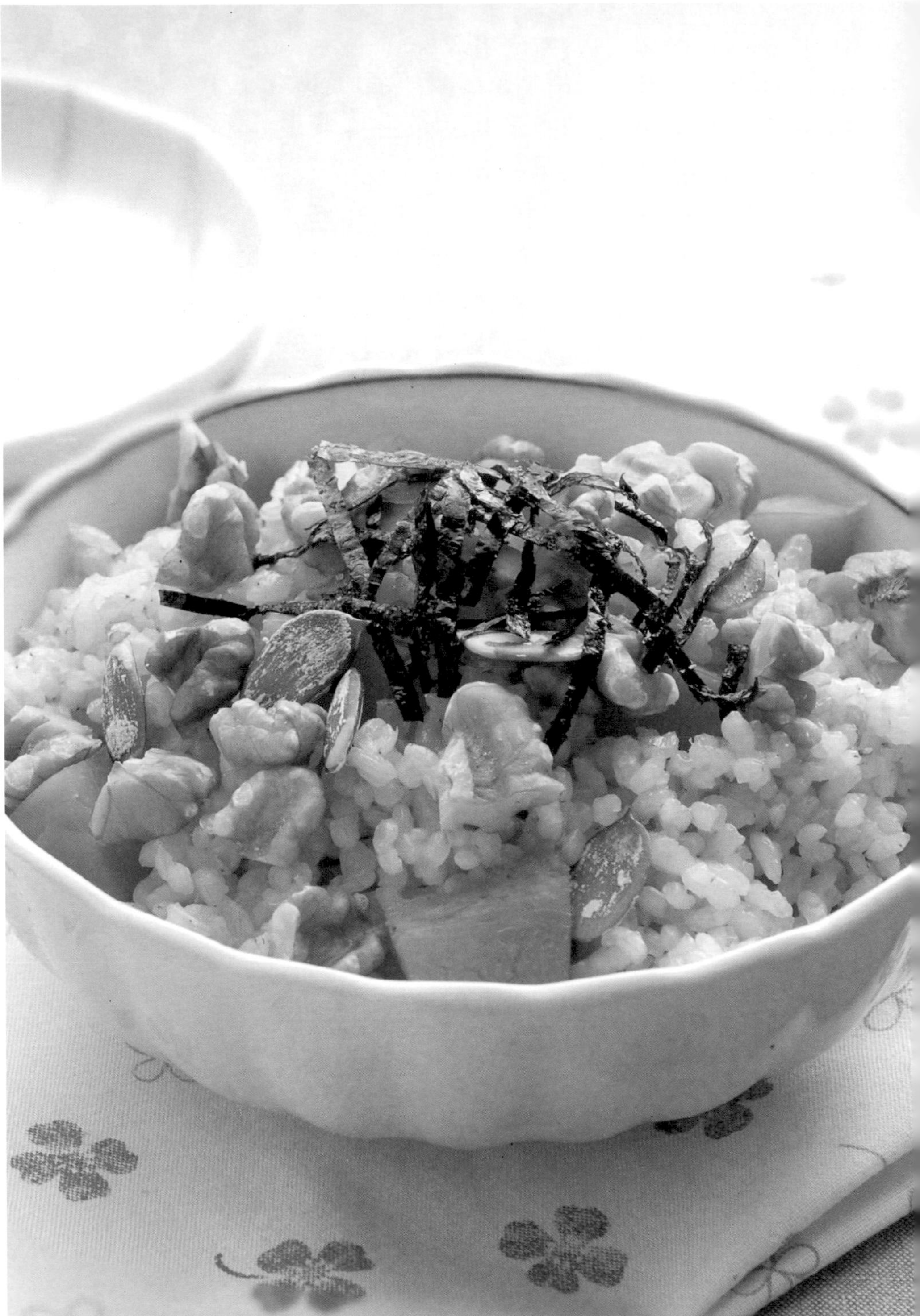

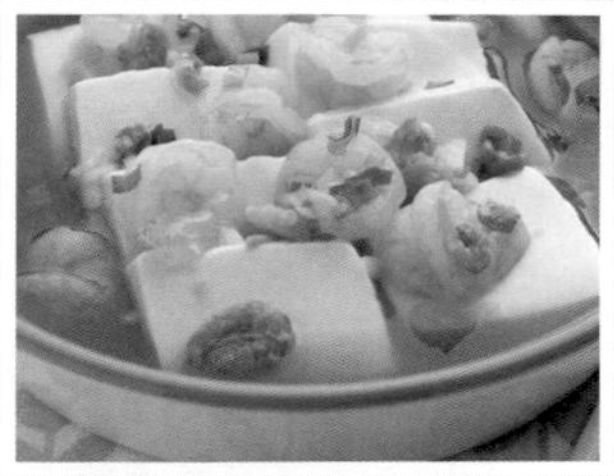

鮮蝦豆腐

材料

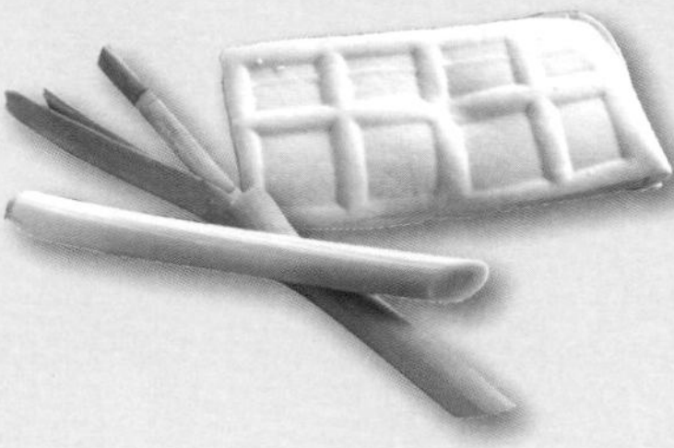

- 豆腐 1 盒切片・蝦仁10隻
- 帶軟殼小蝦米 2 湯匙
- 青蔥 1 根切碎・水 1 杯
- 醬油1/2湯匙
- 番薯粉、橄欖油、麻油各少許

作法

① 蝦仁先用少許鹽和番薯粉醃10分鐘。
② 鍋加熱，加少許橄欖油，放入蔥花爆香，加入小蝦米炒至有香氣，加入醬油、水、少許鹽、豆腐煮5分鐘。
③ 放入蝦仁煮一下，並用番薯粉水勾芡，最後淋點麻油即可。

功能

豆腐含鈣質與異黃酮，可幫助骨質強健。帶軟殼小蝦米含甲殼素與不飽和脂肪酸可幫助潤滑關節。

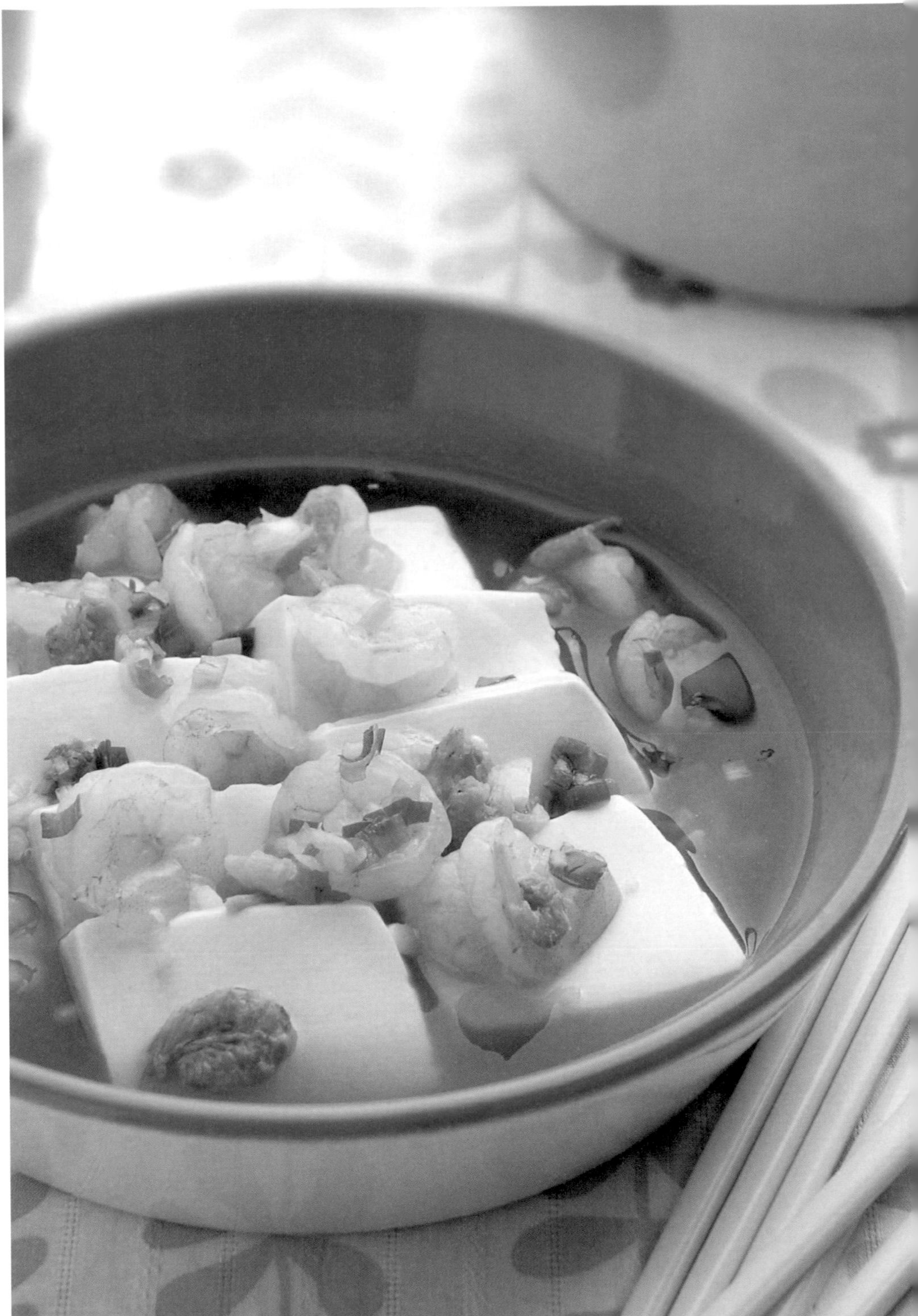

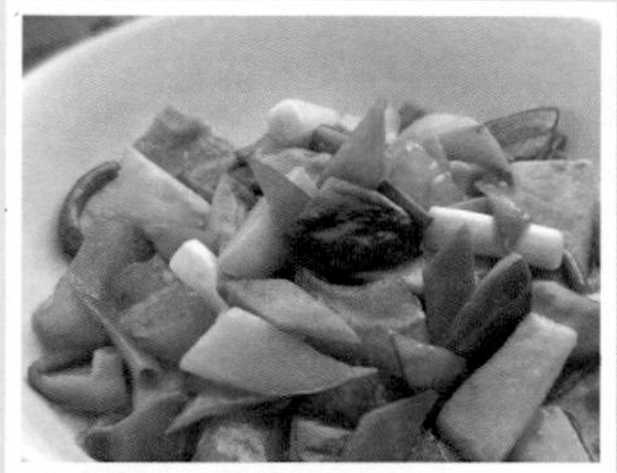

關節好骨氣 2

香菇燴蹄筋

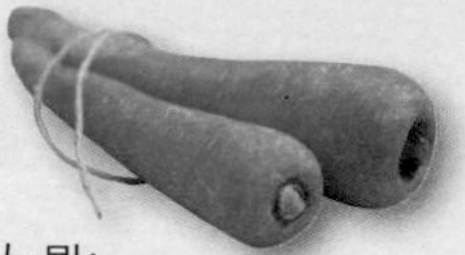

材料

- 豬蹄筋300公克 · 冬筍1支 · 香菇3朵
- 豌豆莢、蔥、薑、紅蘿蔔各少許 · 米酒1大匙
- 蠔油2大匙 · 糖與麻油少許 · 水1杯 · 番薯粉1匙

作法

① 冬筍先煮熟切片，香菇泡軟切片，蔥切小段，薑與紅蘿蔔切小片。

② 把炒鍋加熱，加3匙油，爆香蔥小段、薑片，加少許米酒，再加入香菇炒香，續加入冬筍片，豬蹄筋拌炒，加少許水、蠔油、糖煮沸，改小火燜煮至蹄筋軟透，加入紅蘿蔔片、豆莢，以少許番薯粉水勾芡，淋少許麻油即可。

功能

豬蹄筋含有膠原蛋白，可提供原料促進骨骼膠原蛋白的合成，而使骨骼強韌。香菇含有甲殼素與維生素D可幫助潤滑關節協助身體吸收鈣質。豌豆莢含維生素K，可協助骨骼留住鈣質。

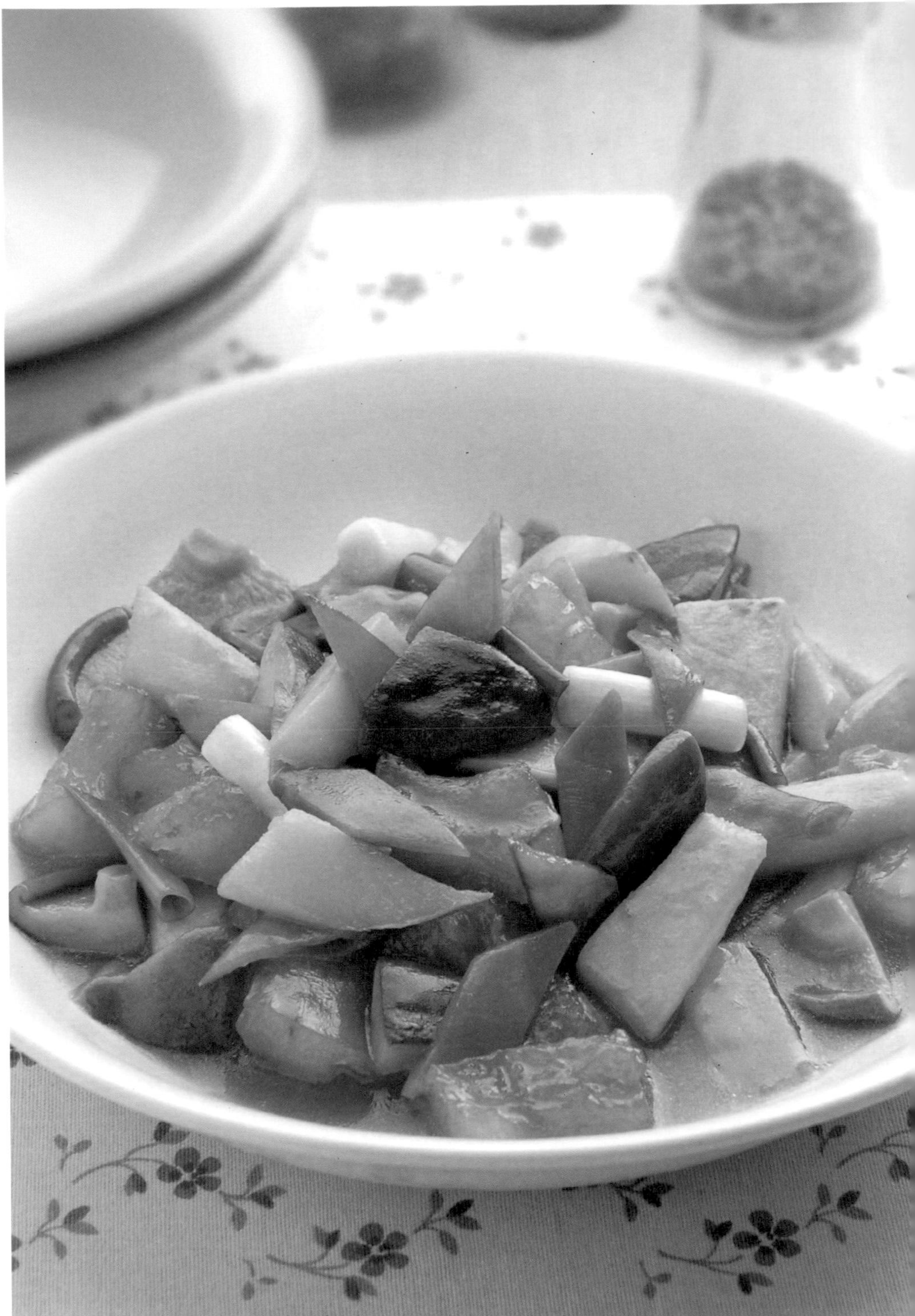

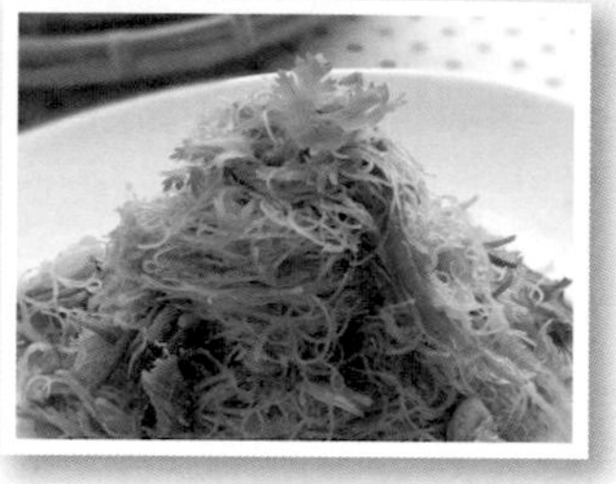

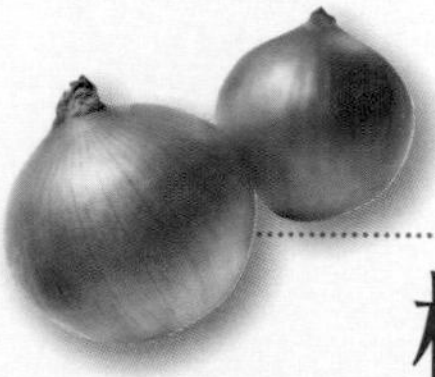

身體好活力 1

橄欖油炒米粉

材料

- 米粉300公克泡水６分鐘取出備用・橄欖油３大匙
- 油蔥酥２大匙・沙茶醬２大匙・米酒１大匙・香菜少許
- 木耳３朵切絲・1/2個紅蘿蔔切絲・1/2個洋蔥切絲
- 雞腿肉50公克切小塊・水1/2杯・醬油、糖、鹽適量

作法

① 先熱鍋，再倒入橄欖油加熱，放入油蔥酥、沙茶醬、木耳、米酒、紅蘿蔔、洋蔥、雞腿肉拌炒。

② 依個人的喜好加入適量醬油、糖、鹽。

③ 再加入米粉及水炒至熟，放入香菜即可。

功能

橄欖油含豐富的亞油酸、亞麻油酸、維生素Ｅ、多酚……等，可以改善血液循環及降低高血壓。紅蘿蔔含有類胡蘿蔔素，能清除氧化自由基，調節血管與心臟的功能。木耳含有鈣質、膳食纖維、多醣體，可使血流通暢、降低膽固醇的吸收、減少血栓。

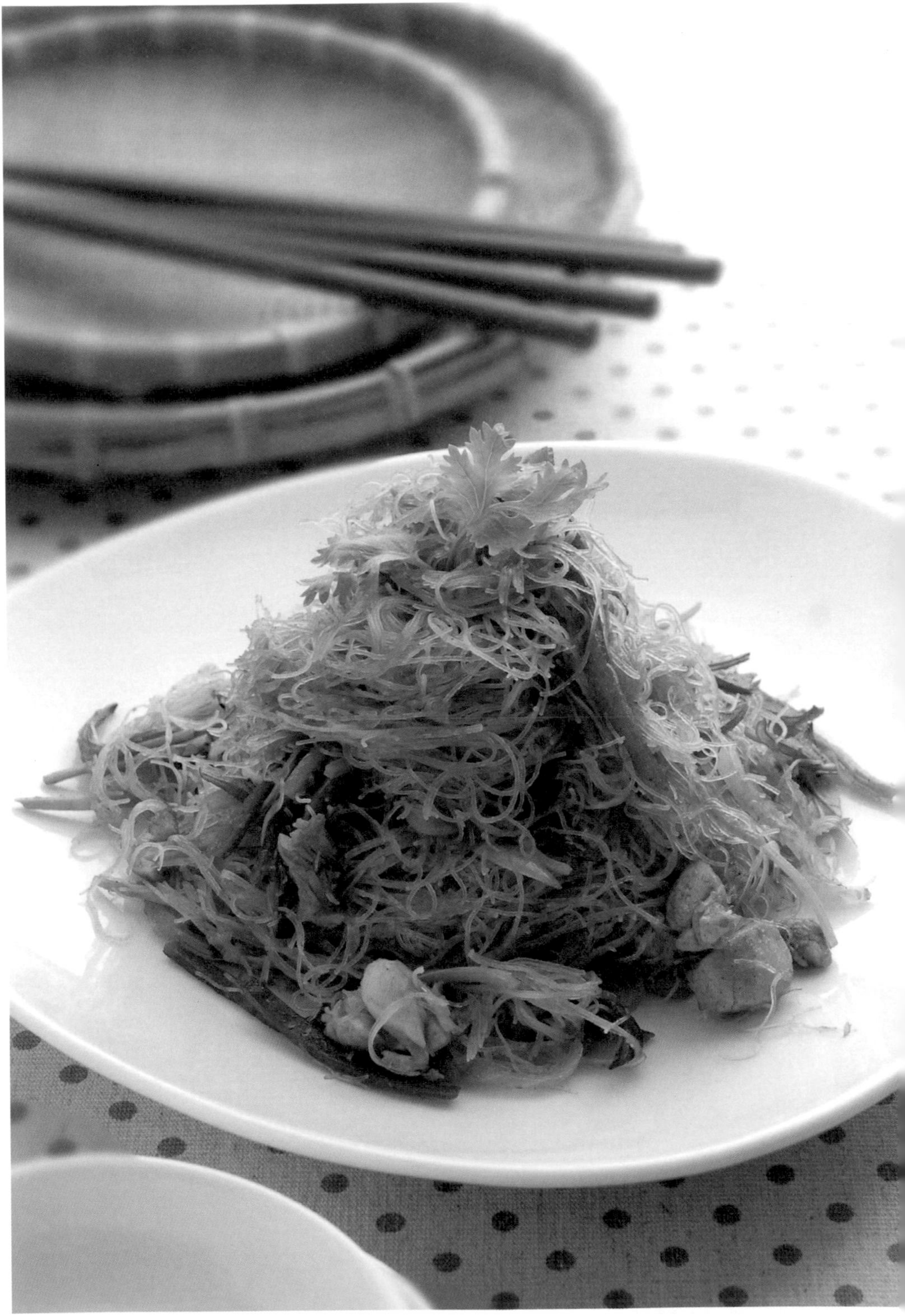

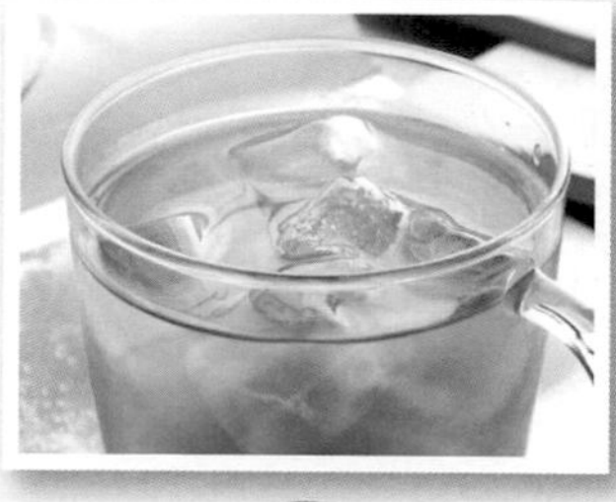

身體好活力 2

米糠茶

材料

・米糠。

作法

將適量的米糠先乾炒到散發香氣後，
裝入紗布袋裡，
就是自製的米糠茶包，
放入冰箱冷藏，
要喝的時候用熱水沖泡或水煮，
味道不錯。

功能

米糠就是糙米的外皮，含有許多種類的胺基酸、不飽和脂肪酸、纖維素、維生素Ｂ群，可保護血管與心臟。

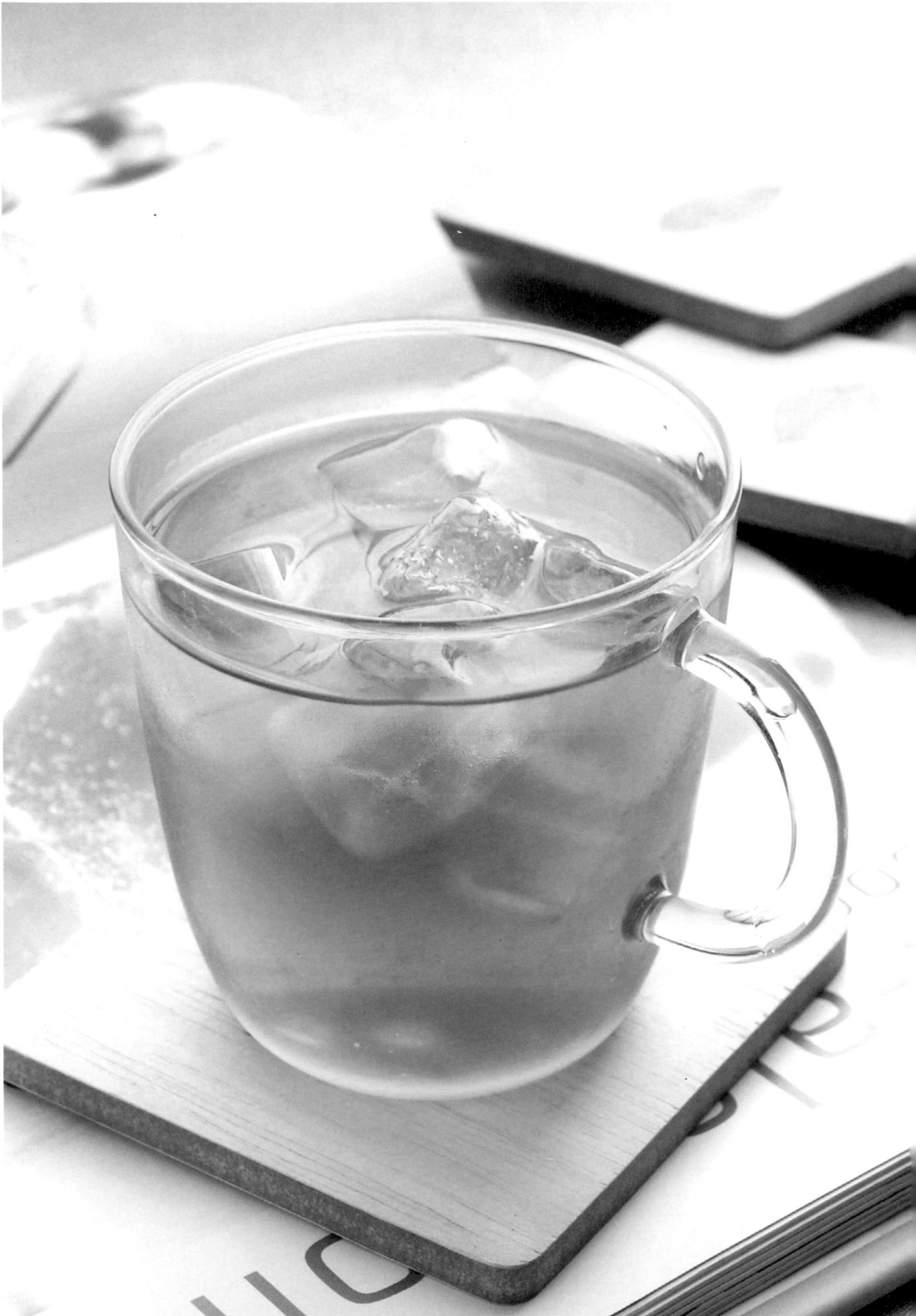

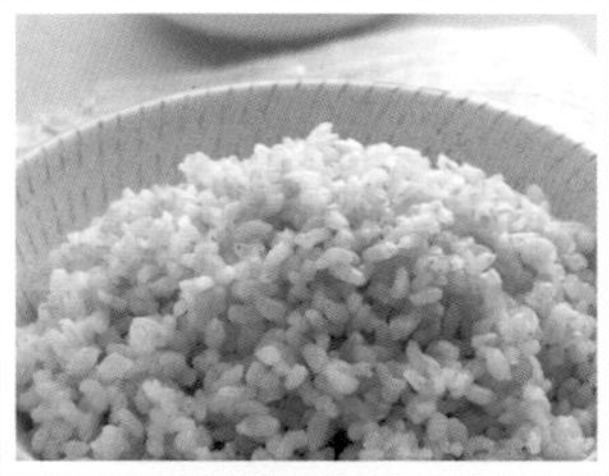

3 身體好活力

糙米飯

材料

・糙米。

作法

① 烹煮糙米之前可先浸泡於1.5倍的水大約 2 小時，浸泡這一道手續可以使糙米表皮中的植酸分解，以免妨礙鐵、鈣、鎂、蛋白質的吸收，也可使得外皮的纖維軟化，煮20～30分鐘就可熟透。

② 如果是牙齒或是腸胃不好的人，比較不適合食用粗糙食物，可將 2 份白米加入 1 份糙米混煮，記得先將糙米煮熟才放入白米，如此兩種米的軟硬度會比較接近。

功能

糙米含有鎂、鋅、鈣、胺基酸，可調節心臟血管功能，其中的膳食纖維也可減少膽固醇的吸收，維生素B1、B2則協助心血管細胞產生能量。

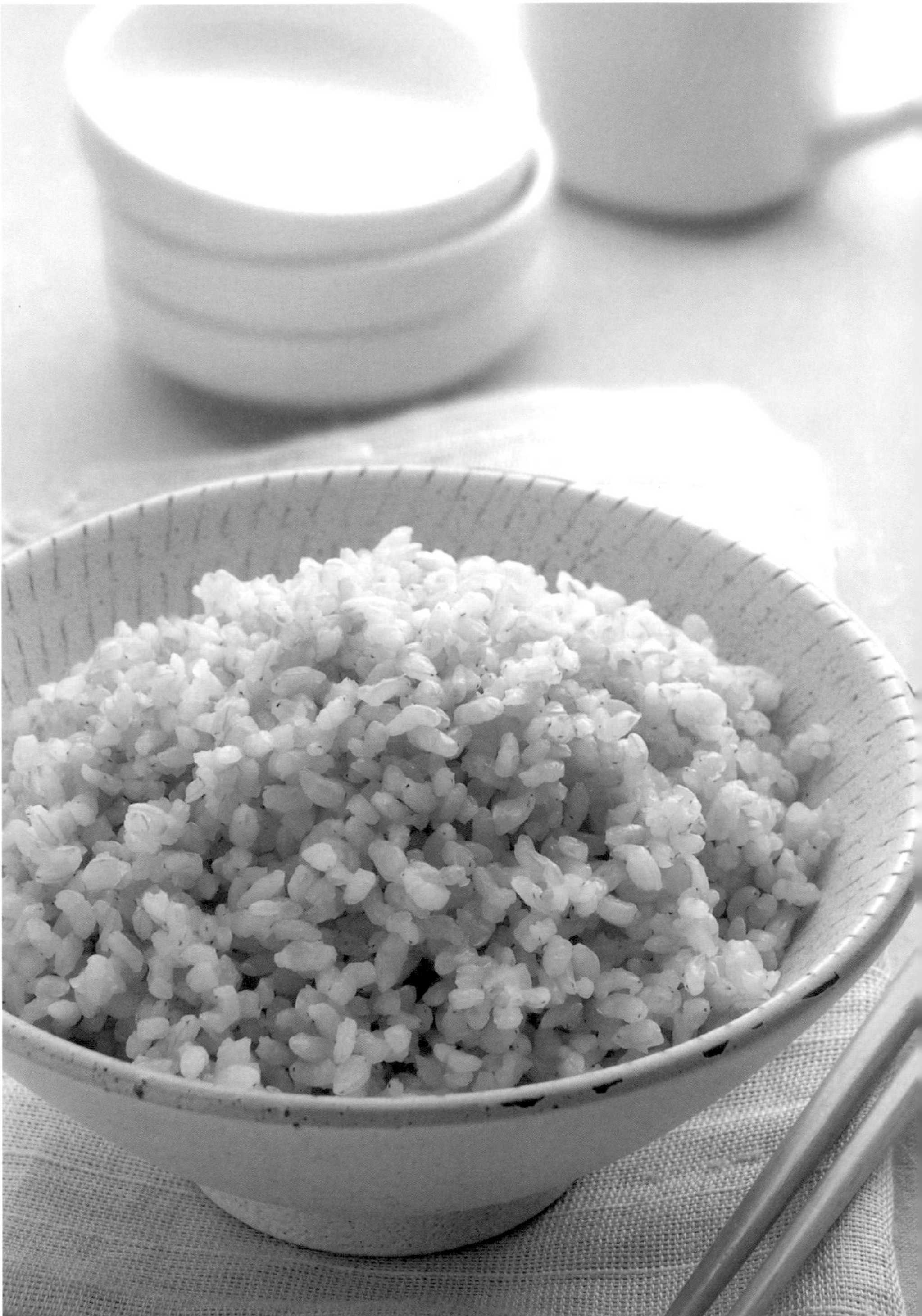

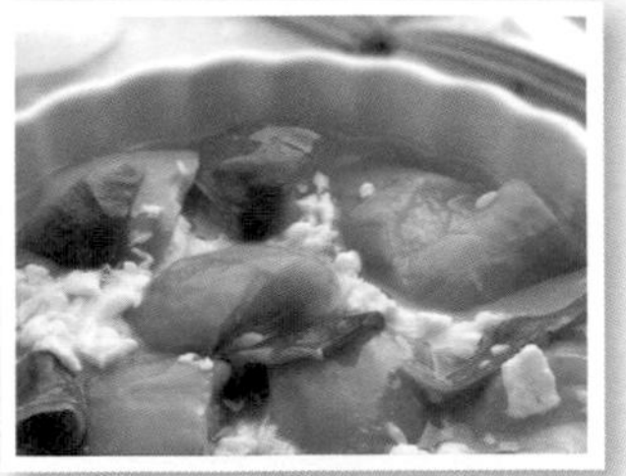

4 身體好活力

木耳炒絲瓜

材料

・木耳少許・蛋 1 個・大蒜末少許・鹽適量・絲瓜 1 個
・雞湯塊、番薯粉調水備用

作法

① 絲瓜去皮，再切成小塊。鍋用小火加熱，加入油，緩慢將蛋汁炒到 8 分熟先盛起備用。
② 把蒜末放入鍋中爆香，再將絲瓜放入拌炒，加入少許鹽與水，轉大火，再加入木耳拌炒均勻，最後蓋上鍋蓋轉小火將絲瓜煮熟、煮軟。
③ 加入少許的雞湯塊增加滋味，再加入番薯粉水以增加口感，最後將事先炒好的蛋，加入拌勻即完成。

功能

木耳含有鈣質、膳食纖維、多醣體，可使血流通暢、改善血脂、減少血栓機率。大蒜含蒜素可減緩年齡造成的血管彈性變差、減低血管阻塞機率。絲瓜含纖維素、維生素C、葉酸，可改善血脂，保護血管。

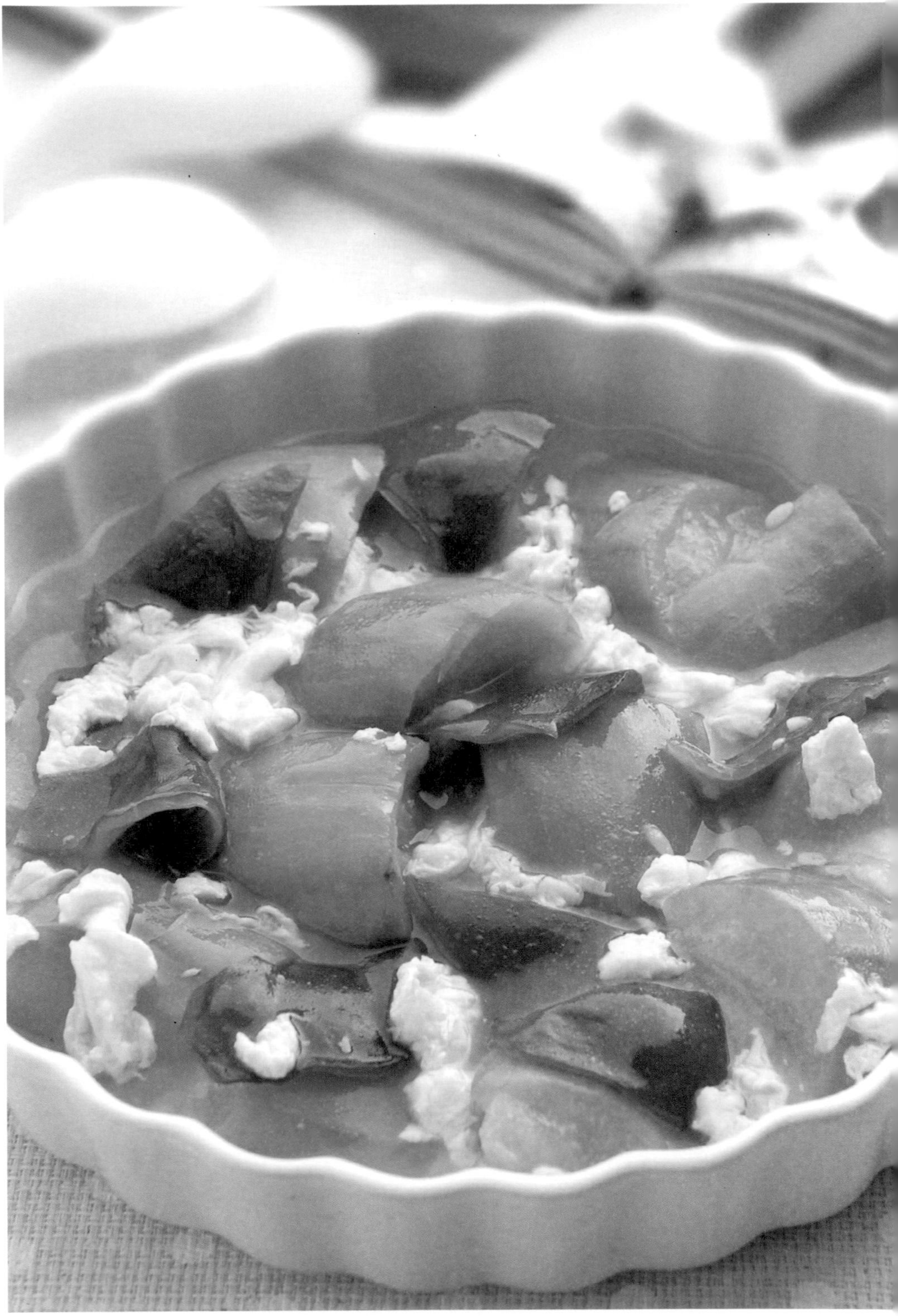

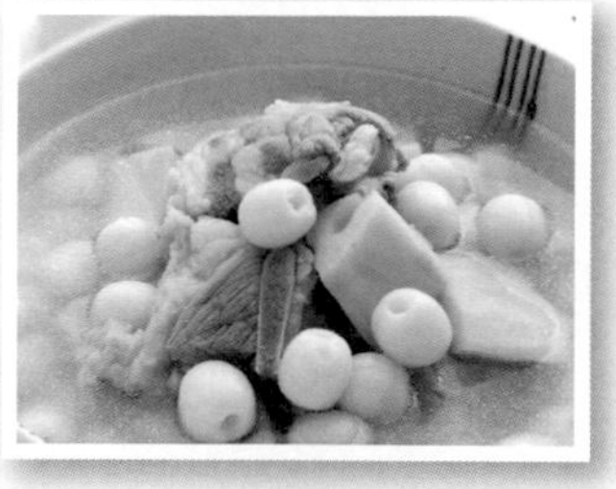

雙蓮排骨

材料

・蓮子100公克・蓮藕300公克・排骨500公克・米酒少許
・青蔥 1 根切成小段・薑 3 片

作法

① 蓮藕洗淨切塊、排骨洗淨用滾水燙過撈起、蓮子洗淨後浸泡 2 小時備用。

② 將蓮藕、排骨、蓮子置入電鍋內，加入水並加少許米酒（要蓋過材料），煮熟即可，並可依個人喜好加少許調味料。

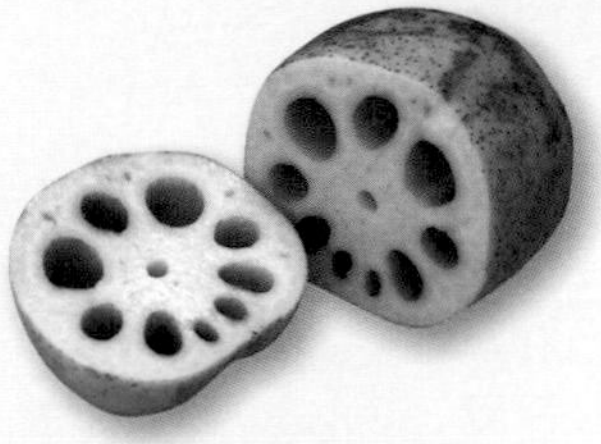

功能

蓮子與蓮藕含有維生素 C 、鋅、鈣、膳食纖維、黏多醣，能幫助合成膠原蛋白維持血管的彈性、調整血管的收縮與擴張，改善血脂。青蔥含有葉酸、類黃酮，可以改善血液循環。

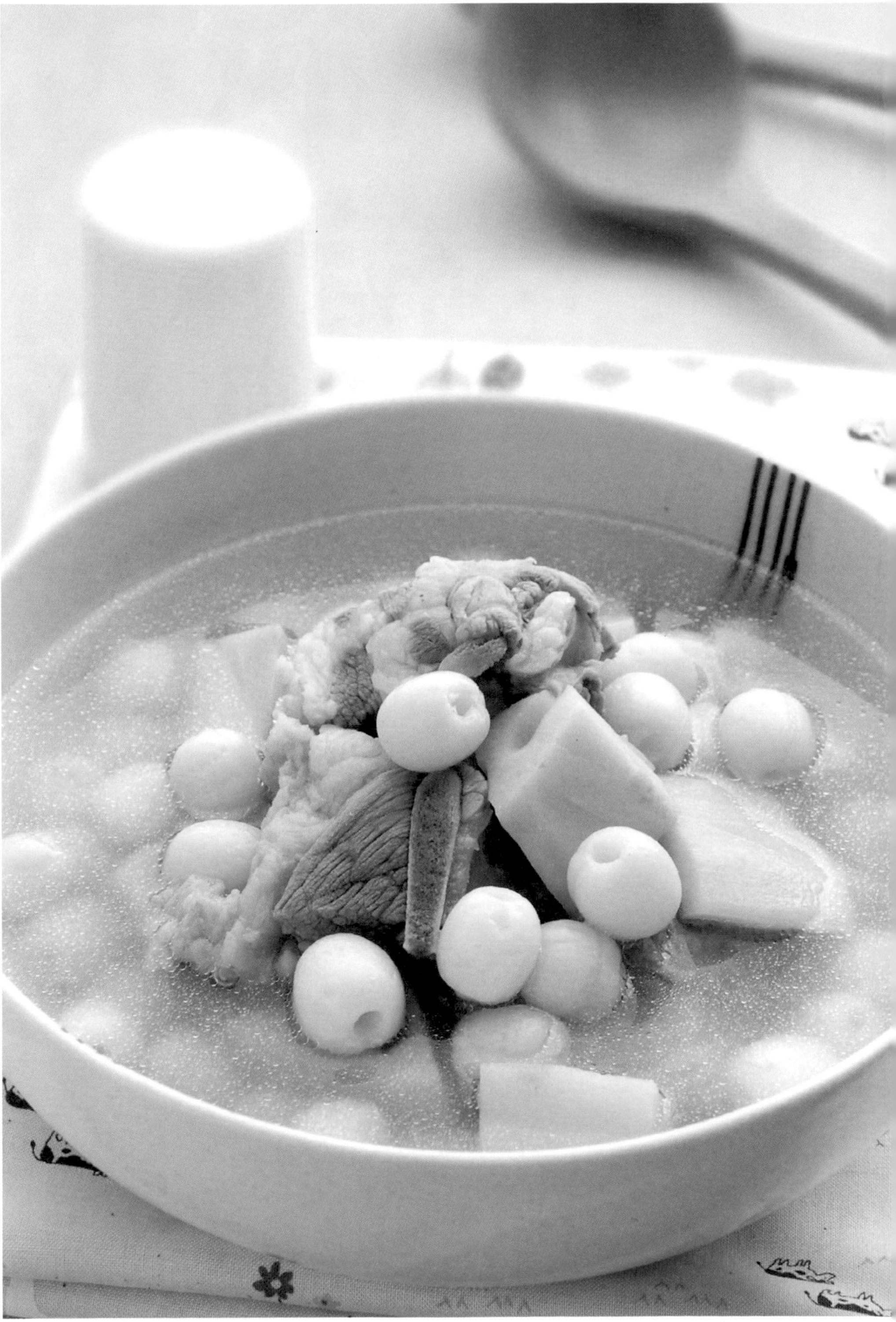

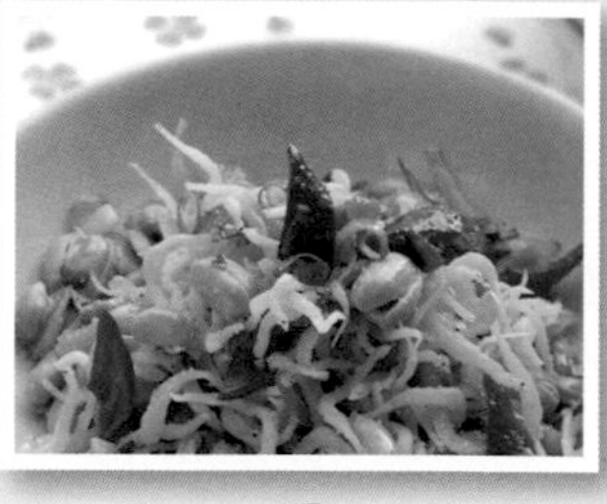

1 頭腦好聰明

吻仔魚炒花生

材料

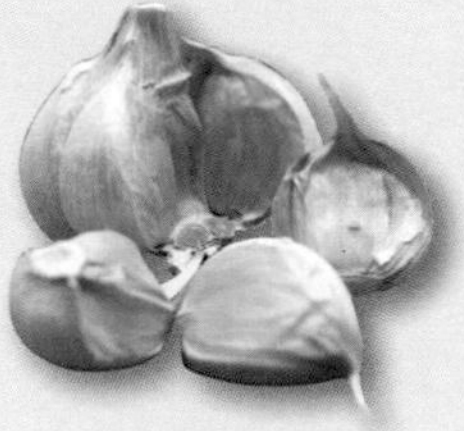

・吻仔魚300公克・大豆油30CC
・花生100公克・大蒜２小顆・鹽少許
・蔥１根，切碎・辣椒１根切片

作法

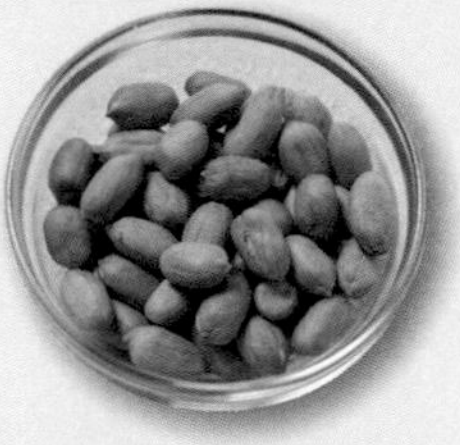

① 先熱鍋，倒入大豆油加熱，把花生片炒至微金黃色，撈起備用。
② 將大蒜、蔥、辣椒、鹽爆香後加入吻仔魚快炒。
③ 再加入花生，起鍋後即完成。

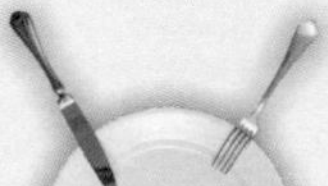

功能

魚肉含有DHA、優質蛋白質、鈣、維生素D等營養素，可以改善大腦細胞的功能。花生是一種堅果，含有單元不飽和脂肪，有改善腦神經傳導的作用，另外還有豐富的維生素E、硒等抗氧化物質，保護腦細胞不受到自由基的傷害。

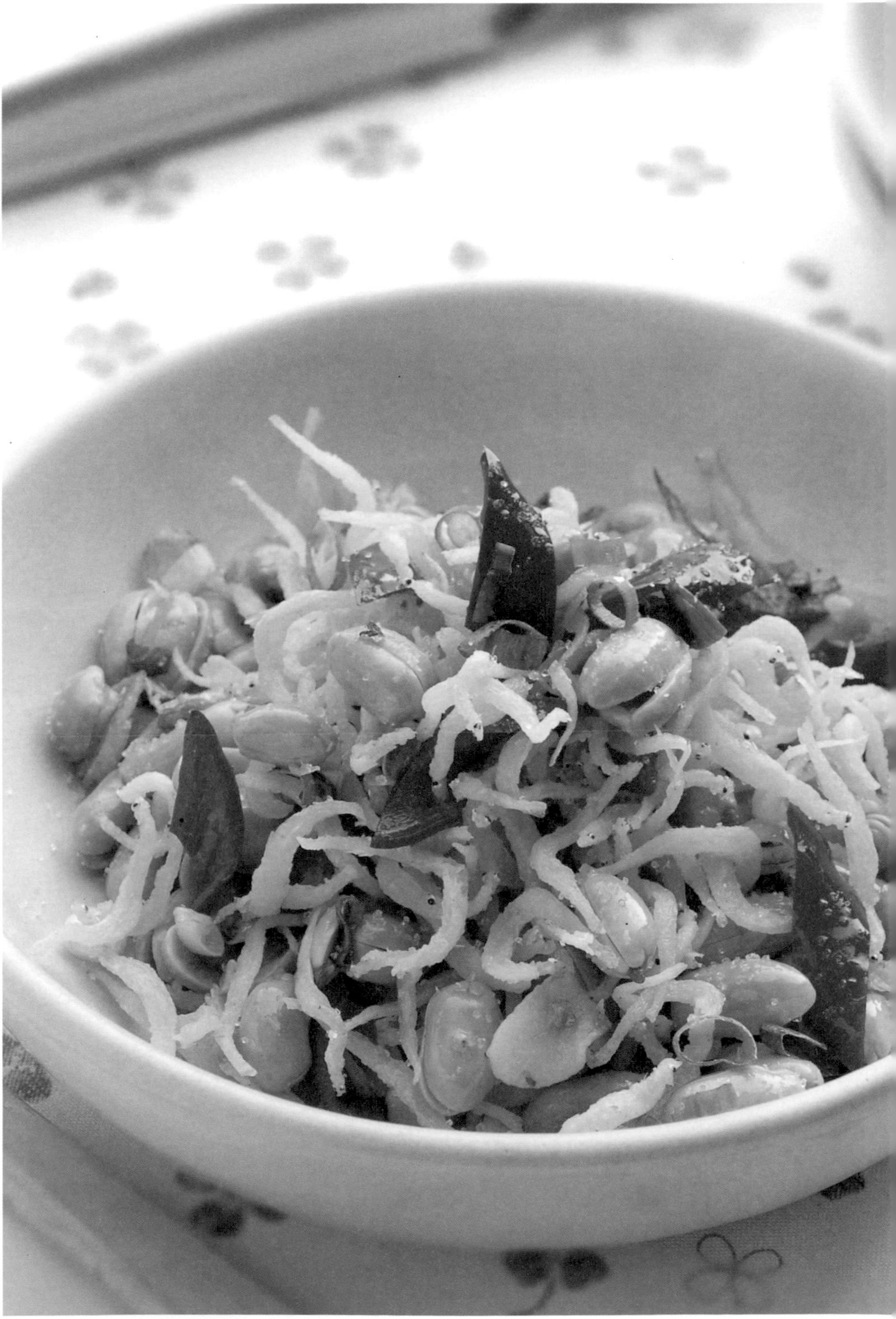

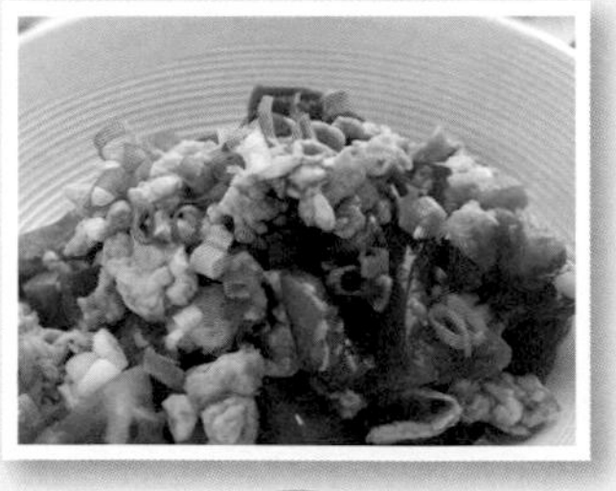

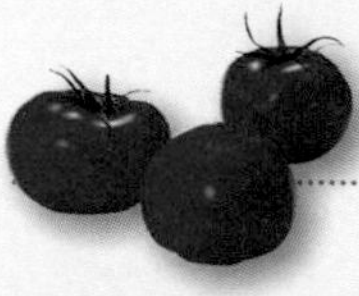

2 頭腦好聰明

番茄炒蛋

材料

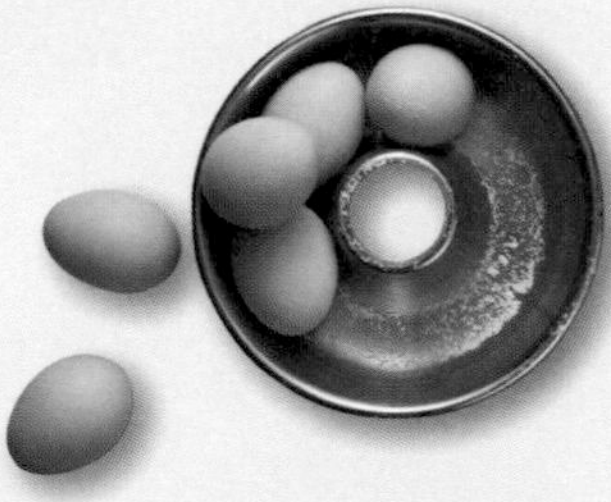

- 番茄2顆 ・蛋2顆 ・青蔥2根
- 番茄醬2大匙 ・鹽1小匙
- 糖1大匙。

做法

① 將番茄切成小塊、蔥切碎，將雞蛋加入鹽放入容器中打散拌勻。

② 將鍋子燒熱之後，倒入 2 大匙橄欖油，用大火把油煮滾，將蛋汁倒入，炒到快凝結時轉成小火。

③ 再放入蔥、番茄、番茄醬、糖拌炒均勻，並且再轉成大火，煮熟即完成。

功能

番茄含有茄紅素、多酚、花青素、維生素C，有抑制腦部老化、改善認知、學習、記憶等功效。蛋黃中含有豐富的膽鹼、維生素A、E、B6、B12、鋅等活化腦部功能的營養素。

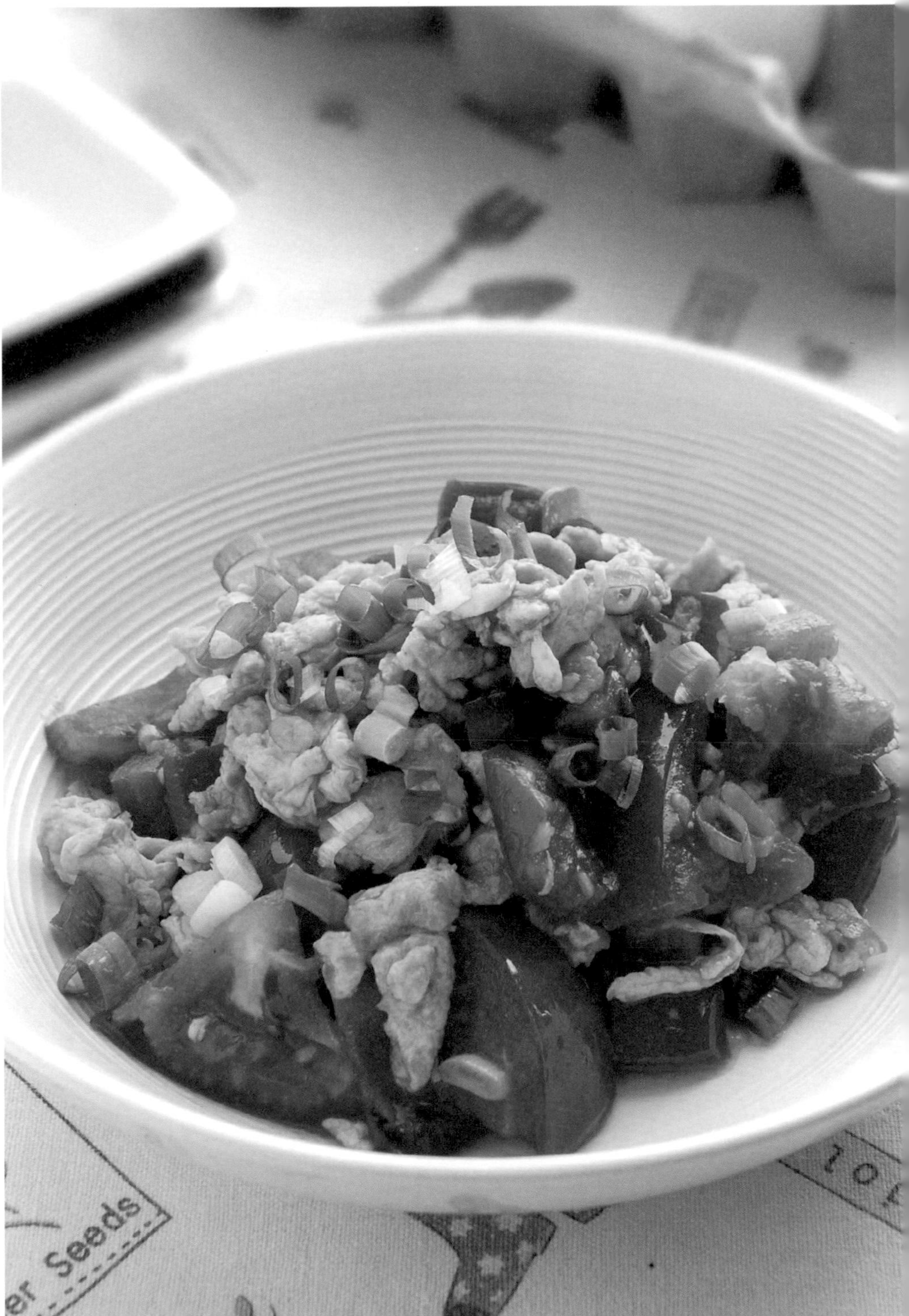
er Seeds

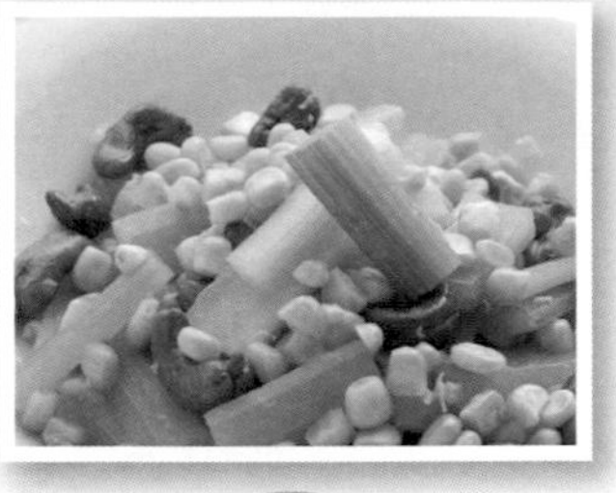

3 頭腦好聰明

腰果西芹

材料

・腰果60公克・西洋芹菜80公克・玉米80公克

作法

① 先將西洋芹菜切成小段放入滾水中燙熟，撈起後立刻放在冷水中以增加脆度，撈起備用，把玉米也燙熟備用。

② 先熱鍋，倒入適量油加熱，先放入腰果，用小火慢慢的炒熟，然後放入玉米粒和芹菜段，加入少量的鹽，快速翻炒幾下就完成了。

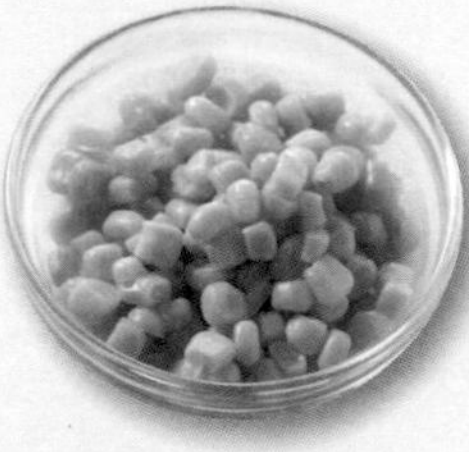

功能

腰果是一種堅果，含有卵磷脂，有改善腦神經傳導的作用，另外還有豐富的維生素E、硒、硼、鋅等抗氧化物質，保護腦細胞不受到自由基的傷害。芹菜含有芹菜素、多酚、胡蘿蔔素、維生素C，有防止自由基傷害腦部的作用，改善學習、記憶、判斷力等作用。

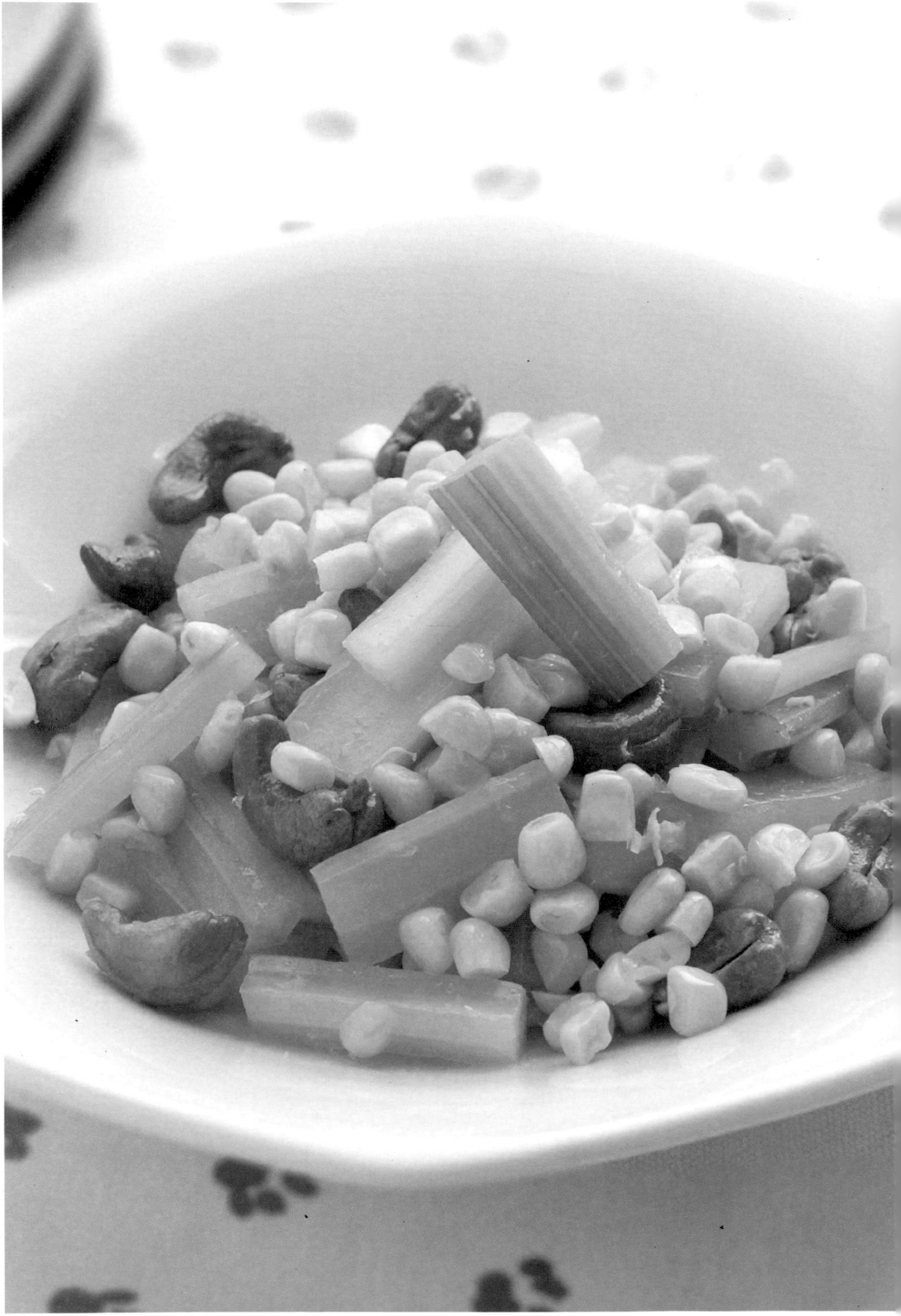

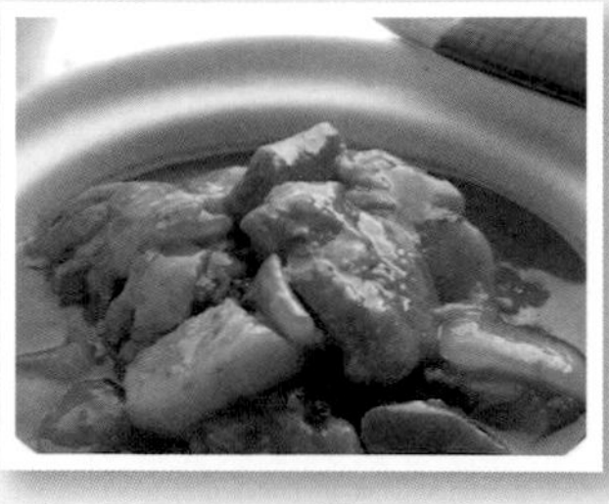

咖哩雞

材料

・雞腿2隻，切塊・洋蔥1/2個，切絲・馬鈴薯2個，切塊・紅蘿蔔1條，切小塊・葵花子油2匙・鹽1小匙・胡椒粉1/2小匙・咖哩粉1湯匙・大蒜2小顆，切碎・椰漿1/2杯・番薯粉加少許水

作法

① 鍋燒熱後，加 2 匙油加熱，加入洋蔥絲、大蒜末、咖哩粉、胡椒粉炒香。

② 再放入雞塊、馬鈴薯、紅蘿蔔、番薯粉繼續翻炒後，加水約500CC，用小火煮到熟，最後淋入椰漿就完成。

功能

雞腿含優質蛋白質與脂肪酸可供應腦神經的營養。紅蘿蔔含胡蘿蔔素，可改善思考能力。洋蔥含硫及多酚可以減緩腦神經細胞凋亡。咖哩含薑黃素，可減少傷害腦部的自由基。

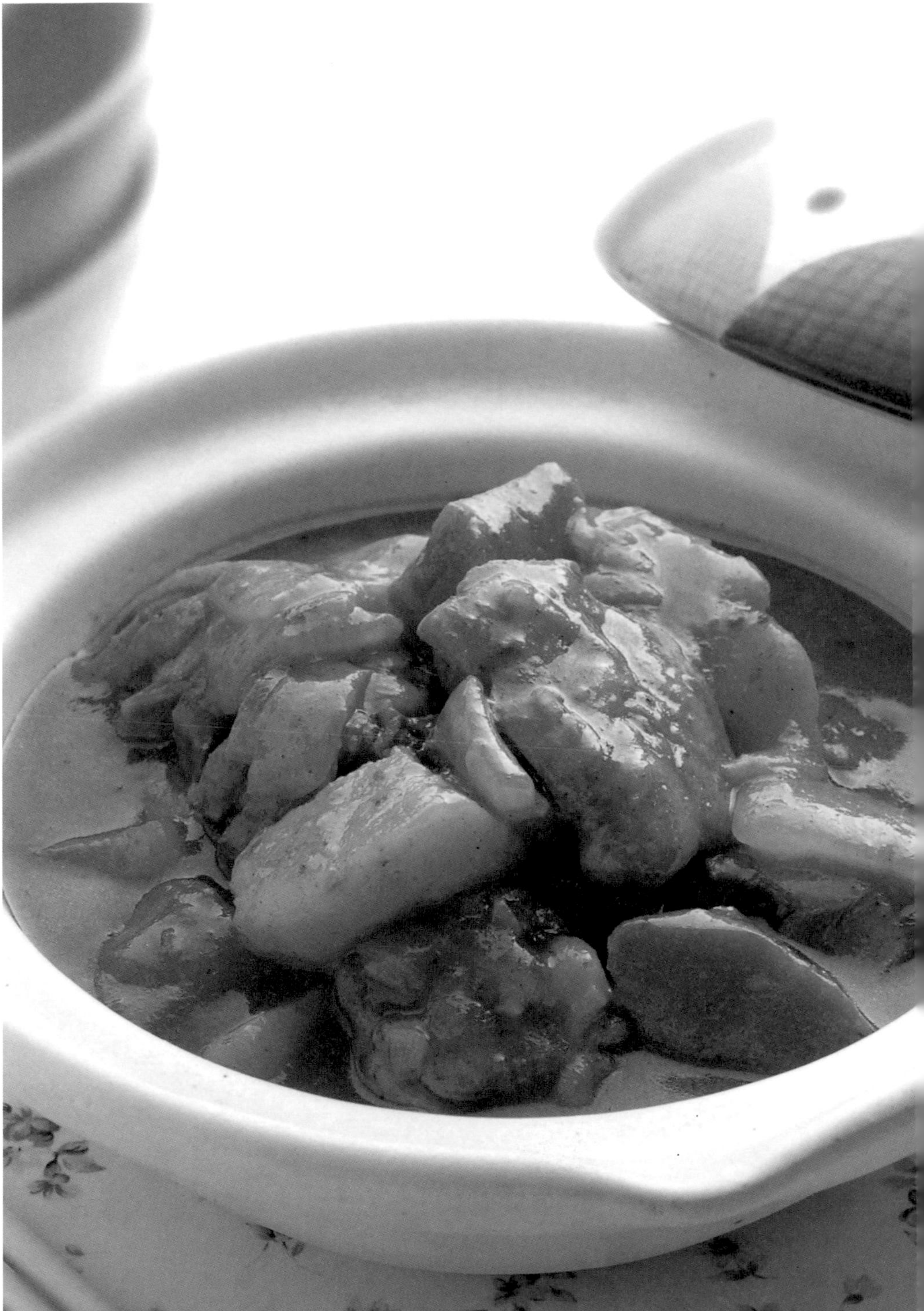

國家圖書館出版品預行編目資料

為身體找對食物 / 何一成著.--初版.--臺北市：
平安文化. 2009 .08 面；公分.
--（平安叢書；第339種）（真健康；4）
ISBN 978-957-803-747-2（平裝）

1.食譜 2.營養 3.健康飲食 4.食譜

418.91　　　　98102803

平安叢書第339種
真健康 04

為身體找對食物

作　　者—何一成
發 行 人—平雲
出版發行—平安文化有限公司
台北市敦化北路120巷50號
電話◎02-2716-8888
郵撥帳號◎15261516號
皇冠出版社(香港)有限公司
香港灣仔駱克道93-107號利臨大廈1樓
電話◎2529-1778　傳真◎2527-0904
出版統籌—盧春旭
出版策劃—龔橞甄
責任編輯—尹蘊雯
美術設計—李傳慧
行銷企劃—李邠如
印　　務—陳碧瑩
校　　對—陳秀雲・劉素芬・尹蘊雯
著作完成日期—2009年
初版一刷日期—2009年8月
法律顧問—王惠光律師

讀者服務傳真專線◎02-27150507
電腦編號◎524004
ISBN◎978-957-803-747-2
Printed in Taiwan
本書定價◎新台幣250元/港幣83元

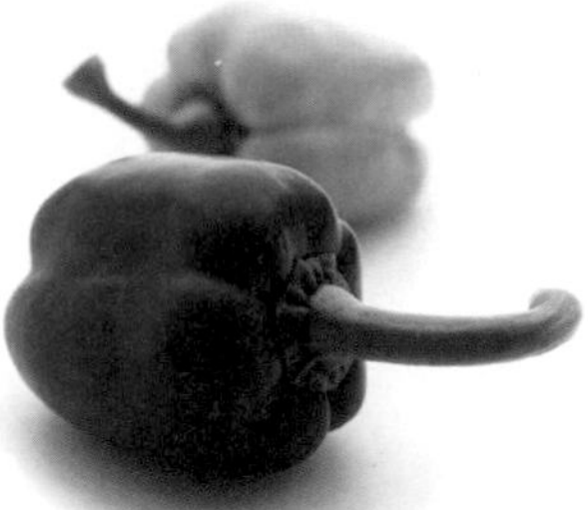